Nursing
チームケア時代を拓く
看護マネジメント力UPマガジン
BUSiNESS
2024年春季増刊

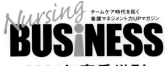

JN091919

組織が変わる！

働き方が変わる！

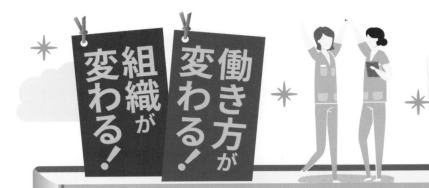

看護現場の業務改善

お役立ちマニュアル

業務見直しのエビデンスと
推進のプロセスを学び、
看護の質向上につなげる

医療法人社団康心会 康心会汐見台病院 看護部長
編著 **熊谷雅美**

MC メディカ出版

はじめに

　生産年齢人口の減少は、産業構造や労働者の働き方に大きな影響を及ぼしています。そのため、どの職業においても働き方や業務の効率化を考えることが必要になりました。これは医療や看護も同様です。

　2017年、私は病院の看護管理者の代表の委員として厚生労働省が実施する「新たな医療の在り方を踏まえた医師・看護師等の働き方ビジョン検討会」に参加していました。座長の渋谷健司先生（東京大学大学院 医学系研究科国際保健政策学教室教授）による「『こうありたい』という思いを語っていこう」との声かけのもと、各委員は医療や看護がどうあればいいのかについて、未来を見すえ、諸外国の状況やさまざまな研究データに基づいてプレゼンテーションをし、議論を重ねていきました。その中で、ある大学病院で行われていた ICTを活用した業務効率化やビッグデータとAIを用いた医療従事者支援についての紹介があり、多様な取り組みが臨床現場の中で始まっていることを知りました。

　それから月日が流れ、医療や看護がどうなれば未来にわたって持続可能であるのか、真剣に議論が必要になっています。看護においては 2019年、厚生労働省補助金事業「看護業務効率化先進事例収集・周知事業」が始まりました。臨床現場・教育現場などが協働し、看護職の働き方や看護業務の方法を考えなければならないときが来ています。

　本書では、看護業務効率化を推進するために必要な看護業務に関する科学的根拠を各領域の実践的専門家の先生方にお示しいただくとともに、現場実践者による業務改善のプロセスとアウトカムについてご紹介いただきました。

　看護業務の効率化を進めることで、看護職が健康でやりがいをもって働き続けることができれば、患者にとっても満足度が高く、安全で安心な看護を提供し続けることにつながります。そして何より、看護職が誇りを持って仕事ができる未来を創りたいと考えます。

　2024年 2月

　　　　　　　　　　　　　　　　　　　　　　　　　　　熊谷 雅美

ナーシングビジネス 2024 年春季増刊

CONTENTS

編著者・執筆者一覧

編著者

熊谷 雅美 医療法人社団康心会 康心会汐見台病院 看護部長 ……………………【第1章1、第2章1】

執筆者（掲載順）

相馬 泰子 NTT 東日本関東病院 看護部長 …………………………………………………【第1章2】

小池 智子 慶應義塾大学 看護医療学部／
大学院 健康マネジメント研究科 准教授 …………………………【第1章3、第2章1】

堤 史織 慶應義塾大学大学院 健康マネジメント研究科 ……………………………【第2章2】

鈴木 菜摘 慶應義塾大学 医学部 精神・神経学教室 …………………………………【第2章2】

浦田 克美 特定医療法人財団松圓会 東葛クリニック病院 看護部 主任／
皮膚・排泄ケア特定認定看護師 …………………………………………【第2章3】

内藤 亜由美 東京医療保健大学立川看護学部 成人・老年看護学領域
准教授／皮膚・排泄ケア特定認定看護師 …………………………【第2章4】

真嶋 由貴惠 大阪公立大学大学院 情報学研究科 医療看護情報システム研究室 教授…………【第2章5】

友納 理緒 看護師・弁護士・参議院議員 ……………………………………………【第2章6】

青島 未佳 一般社団法人チーム力開発研究所理事／
九州大学大学院人間環境学研究院 学術共同研究員 …………………【第2章7】

保坂 明美 株式会社トラントユイット 訪問看護ステーションフレンズ 取締役・統括所長…【第3章1】

小松 良平 パナソニック健康保険組合 松下記念病院 看護部 副部長 …………………【第3章2】

森口 真由美 医療法人社団KNI 北原国際病院 看護科統括 ………………………………【第3章3】

藤野 智子 聖マリアンナ医科大学病院
看護師長／急性・重症患者看護専門看護師／集中ケア認定看護師…………【第3章4】

佐藤 美幸 社会福祉法人恩賜財団 大阪府済生会吹田医療福祉センター
大阪府済生会吹田病院 看護部長 …………………………………………【第3章5】

内城 順子 社会福祉法人恩賜財団 大阪府済生会吹田医療福祉センター
大阪府済生会吹田病院 看護師長 …………………………………………【第3章5】

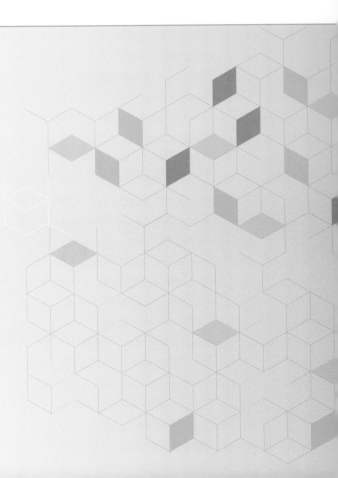

第**1**章

業務改善の目的と看護管理者の役割

看護業務効率化の変遷に学ぶ 看護管理者が目指すもの

医療法人社団康心会 康心会汐見台病院 看護部長
熊谷 雅美

Summary

看護業務効率化は、看護職が健康でやりがいをもって働き続けられる看護の現場づくりであり、看護職一人ひとりの生産性の向上でもあります。

本稿では、昭和の時代から現在までの看護業務効率化の経緯をひも解き、未来に向き合う一助にしたいと考えます。

 ## はじめに

　日本は少子社会となりました。どの職業においても働き方や業務の効率化を考えることが必要になっています。未来にわたって持続可能な働き方、業務のやり方を考えなければなりません。そのためには科学的な根拠や好事例に基づく多角的な検討が重要になります。まずは、看護業務を効率化するとはどういうことかについて、今当たり前と思われている科学的根拠を吟味することから始め、さらには患者のビッグデータや AI の有効活用について学びたいと考えます。そしてその学びを使って、看護業務効率化を実行するのです。今こそ行動しなければ、看護職が健康でやりがいをもって働き続けることは困難になるかもしれません。いざ鎌倉です。

看護業務効率化の経緯をひも解く

昭和の看護業務

　私は1981（昭和56）年に看護師になりました。昭和の時代、日勤の始まりは1時間以上かかる申し送りでした。あまりに長いので、夜勤の看護師の一人は患者ケアを行っていました。当然、手術室への出棟は夜勤者の業務でした。また、長い申し送りを全員が立ったままで行っていました。慣れない看護学生は、よく貧血様の症状で気分が悪くなったものです。さらには、日勤者は勤務開始の1時間前には出勤し、点滴の準備や情報収集を行っていました。

　昭和の時代の夜勤業務でさらに重要だったのが、蓄尿された尿量の確認、尿比重の測定、ガラスの蓄尿瓶の洗浄です。早朝のトイレで、50人分程度の患者の尿を観察し、尿の量・色・比重を測定します。それが終わると採血、そして朝の洗面介助に追われます。夜勤業務の朝は猫の手を借りても足りないくらいでした。昭和の時代、これらの業務は医師の指示による看護の業務でした。

　それから約40年が経った令和の今、申し送りの時間は積極的に短縮されました。蓄尿や尿比重の測定は必要時のみの稀な業務になりました。これらの変化が生じた理由は何でしょうか。

2000年前後、高齢社会到来・医療費高騰

　私は2000年前後に衛生行政の仕事に携わっていました。そのころ、日本は高齢社会に突入し、さまざまな政策が動いていました。とくに大きかったのが医療費の包括化です。医療費削減のため、アメリカのDRG/PPS（診断群別包括支払い方式）を手本に、医療費の包括化の検討が始まりました。看護においても「Evidence based Nursing」「クリニカルパス」がうたわれるようになりました。

あるとき、公的病院の病院長と看護部長から「当院は業務を効率化したいと考え、クリニカルパスを導入した。医師が診療したこと、看護師が看護したことを、パス上のチェック以外に書く必要があるだろうか。記録に最も時間がかかっており、何とかしたい」と相談を受けました。私にとって、これが初めての看護業務効率化事例でした。

　2002年、田口ら[1]は、2001年から過去16年間をさかのぼって看護分野における効率化への取り組みの文献検索を行いました。その結果、「看護」「効率化」のキーワードで抽出された文献数は1987年には4編だったものが1999〜2001年の3年間では78編となっていました。そして田口らは、「看護の分野の『効率化活動』とは『物品の導入』『新しい道具の作成』『新しい方法の導入』『組織構造の修正』『現状分析』を行うことであり、成果として『業務時間』『業務量』『費用』『所要人数』が削減されていることであった」と述べています。

　この当時2001年の日本の医療費をみると、国民所得に対する医療費の割合が8％を超え、前年度比プラス3.2％となっていました[2]。わが国の医療における効率化の検討の始まりは、医療費の削減・効率的運用だったのです。

2006年、経営の手腕が求められる時代に

　2006年、小泉内閣は、診療報酬改定マイナス3.16％を実行しました。そして2008年にはリーマンショックが起こりました。倒産する医療機関もあり、さらなる収入増・支出減の精緻化が必要になってきました。医療に経営の手腕が求められる時代が到来したのです。

　当時、私は開院2年目の高度急性期病院の看護部長でした。病院

の建設にあたっては、金融機関から相当額の借り入れを行っていました。そしてある日、金融機関の担当者から「これ以上の融資はできない」と宣言されました。

　当時の病院経営の一丁目一番地は「支出減」でした。しかし私は「支出減」は職員のモチベーションを最も下げてしまうことだと実感し、病院経営はどうあるべきかと苦悩しました。そして、一般企業で経営を経験したのち病院の事務長として手腕を発揮し、日本一の診療単価をたたき出す病院を創り上げたM氏の指導を受けることになりました。M氏からはさまざまなことを学びました。「病院のプレイヤーは医師と看護師。この人たちが思いきり医療をしてくれるようにするのがマネジメントであり、目指すところは収入増」。この経験から、私は看護管理者も経営サイドの一員であり、マネジメント能力を高めることが必要だと実感することになりました。

　この時期の業務効率化の目的は「収入増・支出減」であり、方法は「選択と集中」でした。看護管理者にはコンピテンシーとして、「病床稼働・手術件数・救急受入れ件数増」などと同時に「看護師の時間外労働削減」「離職率減」「専門性の高い看護師の育成と質の高い看護の実施」などが求められるようになりました。これらのことは、看護師一人ひとりの生産性を高めることにほかなりません。看護管理者であった私も、まずデータの可視化を実施しました。ドナベディアンの構造・過程・結果を用い、Nursing Indicator[3] を作成し、時間外削減対策や離職防止策を検討し、業務の効率化を目指しました。

2007年、ワーク・ライフ・バランスの推進

　1990年になると、合計特殊出生率「1.57ショック」によって厳しい少子化の現状が強く認識されるようになりました。2007年、

行政等による「仕事と生活の調和推進官民トップ会議」[4] は「仕事と生活の調和（ワーク・ライフ・バランス）憲章」を定めます。その目的は「誰もがやりがいや充実感を感じながら働く」「仕事と生活の双方の調和の実現」「少子化の流れを変え、持続可能な社会の実現」でした。日本看護協会[5] も、看護職のワーク・ライフ・バランス（WLB）推進のため、2007 年 WLB 大賞（看護サウルス賞）を創設し、看護職の多様な勤務形態による働き方の変革を推進しました。

　臨床現場の看護管理者は、「時間外労働削減」「休暇の取得増」「離職率減」を目指しました。そしてその実現に向けて、看護補助者を看護チームの一員として教育し、看護業務の一部を看護補助者へタスク・シフトしました。さらには業務の割り振りを工夫しながら、短時間正職員制度などの活用による多様な働き方を取り入れていきました。業務効率化の手段として、タスク・シフトが積極的に行われるようになったのがこの頃です。2010 年の診療報酬改定[6]で看護補助者の配置を評価する「急性期看護補助体制加算」が新設されたことは、さらなるインセンティブになりました。

2015 年、少子化と生産年齢人口の減少

　日本の少子化、生産年齢人口の減少は進み、いよいよ 2015 年、政府は「一億総活躍社会」[7] を宣言し、働き方改革が始まることになりました。

　日本は少子社会となりました。2022 年の出生数は約 77 万人で合計特殊出生率は 1.26 でした[8]。少子社会であることは、当然、生産年齢人口も少なくなることを意味します。少子対策と同時に働き手の確保と少ない労働人口で生産性を高める業務方法、つまり業務効率化が喫緊の課題となりました。

働き方改革は、働く人の置かれた個々の事情に応じ、多様な働き方を選択できる社会を実現し、働く人一人ひとりがより良い将来の展望を持てるようにすることを目指し、2018年に関連法案8つが改正され、2019年から施行されました。

業務効率化については、2015年の「保健医療2035」[9] 及び2016年の「保健医療分野におけるICT活用推進懇談会」[10] において、これからの保健医療ニーズの増大・多様化に対応するためには、ICT等を活用し、医療の質、価値、安全性、パフォーマンスを飛躍的に向上させることが必要であると提言されました。そして、①患者本位の最適な保健医療サービスの提供（Value for patient）②国民全員の主体的な健康維持（Value for people）③持続可能な保健医療提供システムの実現（Value for community）④医療技術開発と産業の振興（Value for service）の4つを保健医療分野におけるICTの活用によって目指すことが明記されました。

2018年、ヒトからモノへのタスク・シフトによる業務効率化

さらに2018年の「経済財政運営と改革の基本方針2018（骨太方針）」[11] では「人手不足の中でのサービス確保に向けた医療・介護等の分野における生産性向上を図るための取組を進める」と示され、具体的には、地域医療における患者情報の共有やオンライン資格確認等、業務の効率化が国の施策として推進されることになりました。

これらの動きは、ヒトからヒトへのタスク・シフトのみならず、ヒトからモノへのタスク・シフトによる業務効率化が、看護職がより専門性を発揮できる働き方の推進や生産性の向上に寄与できることを示唆しています。

角田[12] は「医療サービスの生産性は、医療の消費者である患者

の『心身の健康、生活の質（QOL）』をどれだけ改善、維持できるのかというout comeで表す」「医療サービスの生産性向上のためには、医療従事者の生産性の向上が必要になる」と述べています。質の高い看護を提供すること、つまり看護サービスの生産性の向上には、働き方を変えることや業務効率化によって、労働時間を削減し、医療従事者一人当たりの生産性を向上させることが前提になるのです。

　2018年、厚生労働省は、看護業務効率化の推進のため「効率的な看護業務の推進に向けた実態調査研究」[13] を実施しました。日々の看護業務で、最も時間が長かったものは【日々の看護実施記録】でした。

　同年、厚生労働省医政局看護課看護職員確保対策特別事業「看護業務の効率化に関する調査研究」[14] が実施されました。その中で「看護職の活躍の場や業務拡大が期待されている。活躍の場の拡大に伴い、これまで以上に看護業務の効率化を図り、看護職がより専門性を発揮できる働き方の推進の検討が必要となる」と看護業務効率化の必要性と目的が示されました。そして予備的情報収集及び検討が行われ、看護業務の効率化指標が構造化されました。看護業務効率化による最終アウトカムは「看護サービスの質の向上」という看護の生産性の向上であり、中間アウトカムは「費用削減」「スタッフの身体的負担の軽減」「業務に要する時間が削減」等、看護師一人ひとりの生産性の向上です。

　さらに2019年、厚生労働省は、厚生労働省補助金事業「看護業務効率化先進事例収集・周知事業」を日本看護協会に委託しました。この事業は、超少子高齢化のもと労働力人口が減少するなかで、看護職がより専門性を発揮できる働き方を推進し、質の高い医療・看護ケアを提供し続けていくために看護業務の効率化・生産性

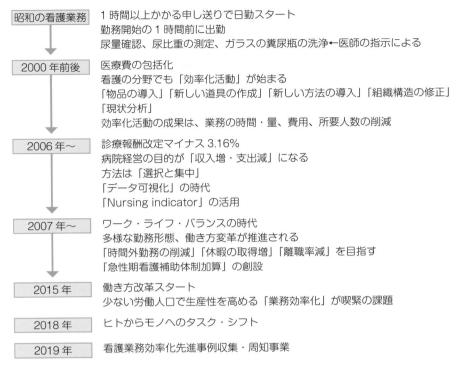

昭和の看護業務
1時間以上かかる申し送りで日勤スタート
勤務開始の1時間前に出勤
尿量確認、尿比重の測定、ガラスの糞尿瓶の洗浄←医師の指示による

2000年前後
医療費の包括化
看護の分野でも「効率化活動」が始まる
「物品の導入」「新しい道具の作成」「新しい方法の導入」「組織構造の修正」「現状分析」
効率化活動の成果は、業務の時間・量、費用、所要人数の削減

2006年〜
診療報酬改定マイナス3.16%
病院経営の目的が「収入増・支出減」になる
方法は「選択と集中」
「データ可視化」の時代
「Nursing indicator」の活用

2007年〜
ワーク・ライフ・バランスの時代
多様な勤務形態、働き方変革が推進される
「時間外勤務の削減」「休暇の取得増」「離職率減」を目指す
「急性期看護補助体制加算」の創設

2015年
働き方改革スタート
少ない労働人口で生産性を高める「業務効率化」が喫緊の課題

2018年
ヒトからモノへのタスク・シフト

2019年
看護業務効率化先進事例収集・周知事業

図1 看護業務効率化の変遷

向上を推進する目的で、看護業務の効率化に関する先駆的な取り組みを広く募集し、その中から汎用性が高く効果のある取り組みを選考・表彰し、周知および普及するというものです。ポータルサイトには受賞施設と看護業務効率化事例が紹介されています[15]。

　ここまでの経緯を**図1**にまとめました。今こそ、看護業務の効率化を推進し、看護職がより専門性を発揮し、看護サービスの質の向上を目指すときです。そして持続可能な働き方と持続可能な看護業務に変えていかなければなりません。そのためには、「経験とカン」ではなく、これまでの看護業務の根拠を吟味し、最新の科学的根拠に基づいて効率化を検討することが重要です。

まとめ

　本書では、看護業務効率化を推進するために必要な看護業務に関する科学的根拠について、その領域の実践的専門家の先生方に最新の科学的根拠をお示しいただきました。そして看護業務の効率化を進めるためのアシスト・サポートとして ICT や AI、ナッジ理論（行動経済学）に関する情報、またすでに看護業務効率化を実行されている施設の方々に最新の事例を提供していただきました。

　人材確保や病院経営の厳しさが増す中、看護管理者が先を読み、未来に向き合うことの必要性が高まっています。看護業務効率化は、看護職が健康でやりがいをもって働き続けられる看護の現場づくりであり、看護職一人ひとりの生産性の向上でもあります。そして、「対象者の快適さと安楽を生み出すこと、対象者の小さな願いを聞き出し実現すること、対象者の困難な状況を引き受けて応答すること」[16] にもなります。

　看護業務効率化によって、看護師たちが今日より 1 分でも長く、患者の願いを聞くことができる臨床現場になることを願ってやみません。

引用・参考文献
1）田口大介ほか．看護における効率化に関する文献の検討．東京保健科学学会誌．6
　（4），2004，261-7.
2）平成 13 年度国民医療費．平成 13 年度国民医療費の概況．2003.
　https://www.mhlw.go.jp/toukei/saikin/hw/k-iryohi/01/kekka1.html
　（2023.12.3 閲覧）
3）アメリカ看護婦協会．病院看護の通信簿（レポートカード）．菅田勝也ほか訳．東
　京，日本看護協会出版会，2001，176p.
4）仕事と生活の調和連携推進・評価部会ほか．仕事と生活の調和（ワーク・ライフ・
　バランス）総括文書：2007～2020．2021.
　https://wwwa.cao.go.jp/wlb/government/top/hyouka/07-20/zentai.html
　（2024.1.9 閲覧）

5) 日本看護協会. 看護職のワーク・ライフ・バランス推進ガイドブック. 第2版. 2016.
https://www.nurse.or.jp/nursing/shuroanzen/wlb/guide/pdf/wlbguide.pdf（2024.1.9 閲覧）
6) 厚生労働省. 平成22年度診療報酬改定.
https://www.mhlw.go.jp/stf/seisakunitsuite/bunya/kenkou_iryou/iryouhoken/iryouhoken12/index.html（2024.1.9 閲覧）
7) 第3回一億総活躍国民会議. 一億総活躍社会の実現に向けて緊急に実施すべき対策：成長と分配の好循環の形成に向けて. 2015.
https://www5.cao.go.jp/keizai-shimon/kaigi/minutes/2015/1127/sankou_03.pdf（2024.1.9 閲覧）
8) 厚生労働省. 令和4年（2022）人口動態統計月報年計（概数）の概況.
https://www.mhlw.go.jp/toukei/saikin/hw/jinkou/geppo/nengai22/dl/gaikyouR4.pdf（2024.1.9 閲覧）
9) 「保健医療2035」策定懇談会. 保健医療2035提言書. 2015.
https://www.mhlw.go.jp/seisakunitsuite/bunya/hokabunya/shakaihoshou/hokeniryou2035/assets/file/healthcare2035_proposal_150609.pdf（2024.1.9 閲覧）
10) 保健医療分野におけるICT活用推進懇談会提言. ICTを活用した「次世代型保健医療システム」の構築に向けて. 2016.
https://www.mhlw.go.jp/file/05-Shingikai-12601000-Seisakutoukatsukan-Sanjikanshitsu_Shakaihoshoutantou/0000140306.pdf（2024.1.9 閲覧）
11) 内閣府. 経済財政運営と改革の基本方針2018.
https://www5.cao.go.jp/keizai-shimon/kaigi/cabinet/honebuto/2018/decision0615.html（2024.1.9 閲覧）
12) 角田由佳. 看護サービスの経済・政策論. 第2版. 東京, 医学書院, 2020, 232p.
13) 厚生労働行政推進調査事業費補助金 厚生労働科学特別研究事業（H30-特別-指定-011）効率的な看護業務の推進に向けた実態調査研究. 2018.
14) 平成30年度厚生労働省医政局看護課看護職員確保対策特別事業. 看護業務の効率化に関する調査研究. 2019.
15) 日本看護協会. 看護業務効率化先進事例収集・周知事業ポータルサイト.
https://kango-award.jp/（2024.1.9 閲覧）
16) 前掲書14)
17) 日本看護協会編. 看護白書令和元年版. 東京, 日本看護協会出版会, 2019, 284p.

2 ｜ 看護業務効率化と診療報酬

NTT 東日本関東病院 看護部長
相馬 泰子

Summary

社会の動きと同様に、医療現場でも業務効率化に向けた DX が進みつつあります。診療報酬改定の基本方針や厚生労働省が示す医療 DX の定義に触れるとともに、企業立病院の強みを活かして DX 病棟を実現した立場から、病院の DX 化の具体的事例を紹介します。

2022（令和4）年度診療報酬改定と今後への期待

令和4年度診療報酬改定の基本方針では、改定にあたっての基本認識のもと、改定の基本的視点4つとそれぞれの具体的方向性の例が示されていました[1]。

（1）新型コロナウイルス感染症等にも対応できる効率的・効果的で質の高い医療提供体制の構築【重点課題】

（2）安心・安全で質の高い医療の実現のための医師等の働き方改革等の推進【重点課題】

（3）患者・国民にとって身近であって、安心・安全で質の高い医療の実現

（4）効率化・適正化を通じた制度の安定性・持続可能性の向上

この4つの視点もしくは具体的方向性の例の中に、業務の効率化

に関連する内容があります。（1）では、効率的・効果的で質の高い医療の提供体制の構築、（2）ではタスク・シェアリング/タスク・シフティング、業務の効率化に資するICTの利活用の推進、（3）では医療におけるICTの利活用・デジタル化への対応、（4）では効率化・適正化を通じた制度の安定性・持続可能性の向上などです。これらのことからも、2022（令和4）年度診療報酬改定の時点で、業務の効率化を推進しようとしていたことがわかります。

　しかし実際はどうでしょうか。オンライン診療や電子処方箋など、一部のデジタル化は評価されましたが、大きな変革がもたらされたとはいえません。今後の業務効率化の中心はAI・ICTの活用、DX（Digital Transformation：デジタルトランスフォーメーション）化です。しかしそこに大きな評価がつかない限り、効率化が進んでいくとは思えません。それぞれの施設の自助努力には限界があります。材料費、エネルギー費の高騰に加え、医師・看護師等医療従事者の人材不足により人件費はさらに膨らみ、経営を圧迫しています。

　また医師の長時間労働が問題となり、業務負担を軽減するために、労働基準法（昭和22年法律第49号）第141条の規定により、2024（令和6）年4月からは医師に対する時間外・休日労働の上限規制が適用されます。健全な労働環境は必須ですが、医師の負担を軽減するためには、さらなるタスク・シフトまたはAI・ICTの活用が必要です。今後の診療報酬改定では、超高齢社会の到来を見すえて、医師・看護師等医療従事者の確保のため、賃上げができるような十分な評価と、ICTの利活用・デジタル化があと回しにならないよう、業務の効率化への評価の充実を期待したいと考えます。2024（令和6）年度診療報酬改定の基本方針を見ると、「（重点課題）現下の雇用情勢も踏まえた人材確保・働き方改革等の推進」に

対する具体的方向性の例として「業務の効率化に資する ICT の利活用の推進、その他長時間労働などの厳しい勤務環境の改善に向けての取組の評価」と明記されました[2]。今後の動向を注意深く見守りたいと思います。

未来に向かう業務の効率化

　一般的に業務を効率化する上で考えるべきことは、少子高齢化、つまり生活を支える担い手が減少するという未来です。医療現場でも看護師の確保が困難なうえ、看護補助者の確保や定着も難しい状況となっています。診療報酬改定に向けた分科会でも看護職員の負担軽減が議論されており、介護福祉士や救急救命士との役割分担や協働も話題に上がっています。しかし介護福祉士は介護施設との競合になることや、救急救命士の主業務は救急搬送であることから、診療報酬上の評価はついていません。

　このように、人から人へのタスク・シフト/シェアは限界を迎えていることから、人（Man）から機械（Machine）へのタスク・シフトが加速してきています。とくに近年では DX という言葉が当たり前のように浸透しており、世の中は大きく変革しています。

　医療現場でも同様に DX 化が進みつつあります。厚生労働省では、医療 DX を次のように定義しています。

医療 DX とは、保健・医療・介護の各段階（疾病の発症予防、受診、診察・治療・薬剤処方、診断書等の作成、診療報酬の請求、医療介護の連携によるケア、地域医療連携、研究開発など）において発生する情報やデータを、全体最適された基盤を通して、保健・医療や介護関係者の業務やシステム、データ保存の外部化・共通化・標準化を図り、国民自身の予防を促進し、より良質な医療やケアを

受けられるように、社会や生活の形を変えること

　私たち医療者は、それぞれが自身の役割を果たすべく日々努力しています。今後の未来を見すえ、働き方を変えていく必要があります。とくに看護管理者は、看護実践における効率化に加え、近未来を想定した医療DXの実現に向けて、病院や組織の方向性を示し、さらに社会を変革していく必要があると考えます。そこで重要なのは、現場が国の方向性を理解することと、国に医療現場の現状を理解してもらうこと、そして医療現場の課題解決に向けた提案と取り組みを実践し続けることです。

当院の看護業務の効率化事例

　ここからは当院における医療DXを活用した効率化事例をいくつか紹介します。当院の概要は次のとおりです（2022年度実績）。

稼働病床数	594床（一般528床、精神50床、緩和16床）
標榜診療科	35科
平均外来患者数	1,508人/日
入院患者数	14,167人/年
平均在院日数	9.5日（一般病棟のみ）
施設基準等	急性期一般入院料1 看護職員夜間12対1配置加算1 特定集中治療室管理料3 ハイケアユニット入院医療管理料1 精神病棟13対1入院基本料 緩和ケア病棟入院料1
施設指定等	地域医療支援病院 地域がん診療連携拠点病院 東京都指定二次救急医療機関 災害拠点病院 DPC特定病院群（旧Ⅱ群）

「看護業務の効率化先進事例アワード」と患者情報連携ソリューションの導入

　「看護業務の効率化先進事例アワード」は、厚生労働省から「看護業務効率化先進事例収集・周知事業」として日本看護協会に委託された補助金事業です。日本看護協会が看護業務の効率化に関する先駆的な取り組みを広く募集し、その中から汎用性が高く効果のある取り組みを選考・表彰し、周知および普及活動を行っています。毎年 10 事例程度が選ばれ、日本看護協会のホームページ [3] および機関誌「看護」の臨時増刊号で紹介されています。さらに試行支援事業も並行して行われ、試行施設に選ばれると一部補助金が出るほか、受賞施設から直接支援してもらえます。

　2019 年度から始まったこの事業は、4 つの部門「AI・ICT 等技術の活用」「業務改善」「タスク・シフト/シェア・多職種連携」「その他の工夫」に分かれており、それぞれの部門で優秀賞が選ばれるほか、部門に関係なく、最優秀賞、今後の効果が期待できる取り組みが評価される奨励賞、独創的かつユニークな取り組みが評価される特別賞が選ばれます。2019 ～ 2023 年の 5 年間で、全 48 事例が表彰されましたが、そのうち試行支援事業も含めた 19 事例が「AI・ICT 等技術の活用」であり、それ以外の部門でも AI・ICT 等の技術が一部活用されている事例もあることから、効率化を行ううえで、AI・ICT 等の技術の活用は不可欠になっているといえます。

　当院も 2019 年度より「AI・ICT 等技術の活用」のカテゴリーでこの事業にエントリーし、2023 年度は奨励賞を受賞しました。受賞したのは「患者情報連携ソリューション導入による業務の効率化：病棟と内視鏡センターの連携」という事例で、これは病棟と内視鏡センターにそれぞれ電子ホワイトボードを設置し、情報を同時に共有する取り組みです（図1）。具体的には内視鏡施行前の患者

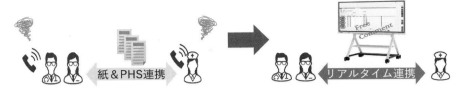

図1　電子ホワイトボード活用のイメージ

の排便状況を病棟で記載し、内視鏡センターでは、その排便状況を確認し検査や治療が可能になった時点で呼び出します。それまでは準備ができたかどうか、いつ検査に出せるのかといった確認を電話で何度も行っていましたが、その必要がなくなりました。病棟側も電話による業務の中断がなくなり、誰でも見られる・書けるという可視化と簡便さが実現しました。電子ホワイトボード購入のための費用は多少かかりますが、業務の効率化を図ることができ、時間外労働の削減にも貢献しています。この事例は汎用性が高いため、他の業務にも応用していく予定です。

　また当院では 2022 度から、白衣の更改に向けて検討をしていますが、その検討にあたっては 2019 年度の最優秀賞を受賞した「ユニフォーム 2 色制」と「ポリバレントナース育成」による持続可能な残業削減への取り組みを参考にしています。この取り組みは、2019 年からの 4 年間で試行施設のほかにも多くの施設で導入され、成果を上げているすばらしい事例です。効率化の中心は、AI やICT 等の活用に移りつつありますが、それがすべてではなく、現場の困りごとを何とかしたいという看護管理者の情熱から、斬新な発想やアイデアが生まれるということを改めて考えさせられました。

　看護業務の効率化先進事例アワードは、残念ながら 2023 年度が最終年度と公表されました。今後も看護業務の効率化の事例が集まり、それを参考に自施設に合った効率化が行われるような支援や仕組みが行われることを切に願います。

医療の質維持・向上
日々の測定結果・記録の自動入力
自動アラートによる業務支援

人員や機器等の配置の最適化
ヒト・モノの動態分析
リソースの最適化

患者エクスペリエンスの向上
患者に必要な情報をタイムリーに提供

Concept

病院のブランド力アップ
他医療機関への展開
最新技術実践の場をショールームとして展示

情報共有の効率化
情報の一元化
ペーパーレス化

効果を実感（職員満足度の向上）
現場の職員が効果を実感

図2 DX病棟のコンセプト

患者の安心安全、スタッフのやりがいを目指したDX病棟

　当院は2022年10月、10階にDX病棟（消化管内科など）を
オープンしました。病棟開設にあたって、コンセプト（**図2**）を示
し、「医療安全・医療の質向上」「医療従事者の働き方改革」「間接
コスト削減・収支改善」の実現を目指して進めていきました。企業
立病院の特徴を最大限に活かし、総力をあげてつくり上げた病棟
は、単にデジタル化することが目的ではなく、その先にある患者に
とって安全安心であること、働くスタッフのやりがいにつながる職
場を目指しています。

　看護業務の効率化に関わるシステム（**図3**）として、前述の電子
ホワイトボードのほか、バイタルサイン測定値・血糖値の電子カル
テへの自動転送システムがあります。また、患者の動きからリスク
を検知するためのトイレの離座センサーや眠りスキャン、ベッドサ
イドの看護業務支援と患者サービスのための医療用端末・患者サー
ビス用端末を設置しました。ナースステーションには薬品の在庫・
払い出し管理ができるスマート薬品庫を設置しました。2023年8
月には、電子カルテのバイタルサインの情報からNEWS（National

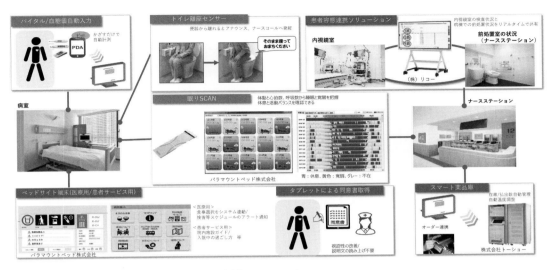

図3 看護業務の効率化に関わる DX 病棟のシステム

Early Warning Score）の得点を可視化し、高リスクの患者順に表示するとともにアラートを出す早期警戒システムを開発し、導入しています。

　またこの DX 病棟には、他病棟に同様のシステムを導入できるかの実証実験を行う役割があり、効果があれば他病棟にも展開しています。そのひとつが前述した早期警戒システムで、現在では全病棟に展開しています。さらにこれらのシステムを他施設の方に見ていただくことで、医療の DX 化に貢献していきたいと考えています。

医療分野の情報化の推進

　厚生労働省も ICT を活用したネットワークを構築することで、地域における医療機関等の間で必要な情報連携を効果的に進めるための取り組みを行っています。しかし、2020（令和 2）年の調査結果[4] をみると、電子カルテの普及率は一般病院で 57.2%、一般診

療所では 49.9%にとどまっています。地域と病院をつなぐ手段として、地域のネットワーク構築が進んでいる地区もありますが、まずは電子カルテの普及率を上げることが必要だと考えます。

 ## AI・ICT の活用を推進するための人員配置

2019 年以降、コロナ禍において病院では十分な看護職員を確保できない状況となり、診療報酬上でも看護職員配置や夜勤時間について一時的な経過措置がとられる事態となりました。新型コロナウイルス感染症が 2 類相当から 5 類に変わり、落ち着きを見せていますが、新興感染症は、多くの医療者が医療の現場から離れてしまったという爪痕を残しました。どの施設も看護職員の確保と維持が難しい状況は今も続いています。

また前述したように、人口減少により看護師の確保は年々厳しくなっています。業務の効率化によって看護師の人数や時間を多少なりとも確保できたとしても、あらゆる場で看護師の配置をなくすことはできないため、どこで、どのように活躍してもらうかを考えなくてはなりません。さらに追い打ちをかけているのは養成の問題です。看護学部を持つ大学や専門学校では定員割れや教員不足により、存続困難なところもあると聞きます。高校生や社会人に看護師という職業の魅力を伝えていくことも私たちの役割だといえます。

医療情報の専門家の育成と配置

当院では以前から看護部内に医療情報の担当者を専従で配置し、データ管理を行ってきました。2019 年には看護部医療情報管理部門を立ち上げ、活躍の場を広げています。診療報酬算定に関わるデータ管理や資料作成、看護記録の教育や監査対応、クリティカル

パス作成や評価、業務支援デバイス活用状況評価と推進、電子カルテ・ナースコールシステムからのデータ抽出、ペーパーレス化、院内ネットワーク関連業務など、医療現場だけではなく情報システム担当、企画担当や医事担当をつなぐ重要な役割を担っています。このような医療情報担当者を専従や専任で配置しているところは少なく、難しいことかと思いますが、専門分野に特化し幅広く活躍する看護師のひとつの働き方として、育成と配置に対する評価がつけば、看護業務の効率化がさらに進んでいくと思います。

看護業務の効率化、その先にあるもの

　忘れてはならないことは、私たちが目指しているのは看護業務の効率化ではなく、その先にある医療の安全と質を担保し、患者の満足と、医療者が責任と誇りを持って働ける職場環境の提供だということです。人の手と時間には限りがあり、すでに人の手で労働力不足を補うことはできなくなっています。ひとつの組織や小さな集団の努力ではこの大きな問題を乗り越えることはできません。企業立病院という立場であっても、決して余裕があるわけではありません。だからこそ将来を見通した対策を今から実践することが重要だと考えています。

引用・参考文献
1) 厚生労働省. 令和4年度診療報酬改定の基本方針.
　　https://www.mhlw.go.jp/stf/newpage_22433.html（2024.1.9 閲覧）
2) 厚生労働省. 令和6年度診療報酬改定の基本方針.
　　https://www.mhlw.go.jp/content/12601000/001177225.pdf（2024.1.9 閲覧）
3) 日本看護協会. 看護業務効率化先進事例収集・周知事業ポータルサイト.
　　https://kango-award.jp（2024.1.9 閲覧）
4) 厚生労働省. 医療施設調査：電子カルテシステム等の普及状況の推移.
　　https://www.mhlw.go.jp/content/10800000/000938782.pdf（2024.1.9 閲覧）

看護業務効率化がもたらす
看護サービスの経済的効果について考える

慶應義塾大学 看護医療学部／大学院 健康マネジメント研究科 准教授
小池 智子

Summary

看護業務の効率化によって看護サービスの質が向上すると、そこ
に経済的効果が生まれる可能性もあります。本稿では海外の例も
参考にしながら、看護サービスの経済的効果について考えます。

業務の効率化は経済的な効果も生み出す

　看護業務の効率化は、看護師の働き方改革やワーク・ライフ・バ
ランスの実現、看護サービスの質の向上などのメリットをもたらし
ます。そして看護サービスの質の向上による患者の回復の促進や医
療安全を高めるなどの成果は、診療報酬として評価され、自院の収
益に大きく貢献しています。また、地域社会から信頼を得るうえで
も重要な要素となっています。このように業務の改善・効率化はそ
の成果を介して、経済的な効果や社会的評価を生み出しているので
す。本稿では、看護サービスによる経済的効果について、アメリカ
やイギリスの取り組みも参考にしながら考えたいと思います。

外来医療機能の分化

　看護サービスの経済的効果について、外来における看護活動を例
に考えてみます。現在、外来医療体制の見直しが行われており、地

域における外来機能の分化と連携の取り組みが進められています。「紹介受診重点医療機関」と呼ばれる急性期医療や専門的医療を提供する病院と、そこで治療を終えて地域に戻った人に医療を提供したり、慢性疾患患者等をケアしたりする「かかりつけ医機能」を持った医療機関とに分化が進められています。前者は主に規模の大きな病院で、後者は中小規模の病院やクリニックです。両者の連携が図られることによって、たとえば大規模病院への再入院患者数を抑制することなどが期待されています。地域のかかりつけ医療機関にとっては、「退院後はあの病院・診療所に任せれば、再入院にならないようしっかりと診てもらえる」という評価につながります。

地域への貢献

　地域の病院がこのような評価を得て患者を獲得していくためには、看護師の役割が非常に大きくなります。

　ある地域病院では、スーパーマーケットなどを会場にして住民を対象に料理講座を開催しています。講座では地域の食材を使いながら、血圧を下げる減塩の食事、食物繊維を豊富に摂るための食事などを教えています。また「キッチンでできる運動」などのアドバイスもしています。このような活動は、地域の病院や医療者の今後の姿を示しています。目標は、地域住民の健康に対する関心を高めると同時に、顔が見える関係をつくることによって医療機関に相談しやすくすることです。そのためのアプローチとして地域の生活の中に入りこみ、「こうすれば実践できます。継続できますよ」と、わかりやすい行動レベルにまで落とし込んで説明するのです。

　これは予防活動にもつながり、地域への貢献の一つとして評価されています。

コーチングで再入院率を抑制

　再入院を防ぐには、患者によるセルフケアが不可欠です。セルフケアを行うためには疾病や治療に関する知識や技術を獲得して、セルフケアを継続していくことが重要になります。そしてここでは看護師による教育と励ましなどの情緒的なサポートが力を発揮します。ここからは、再入院を抑制する看護サービスの例として、アメリカで行われている移行期ケアの取り組みを紹介します。

　アメリカは在院日数を非常に短く抑えています。たとえば心臓のバイパス手術では5日〜1週間で退院するのが一般的です。この短い間に患者は、退院後の服薬アドヒアランスを高めるなどセルフケアに必要なプログラムを受け、退院後の生活に向けてさまざまな準備をします。しかし、体を回復させるだけでも大変なときに、あれこれ情報を詰め込まれても覚えきれません。そのためか、アメリカの心不全患者の再入院率はとても高い結果となってしまっています。ある調査では、術後1カ月では10人に1人、1年後には4人に1人が再入院していたと報告されています[1]。

　ところが、ある移行期ケアの取り組みを行ったところ、この数字が半分以下になりました[2]。このプログラムでは、退院にあたっては「きちんと薬を飲みましょう」「服薬の状況や体調の変化を記録しましょう」「記録したことを医師に報告しましょう」という指導を行っています。移行期ケアプログラムでは、これにコーチングを加えたのです。すると、結果が大きく変わりました。

　コーチングは、担当者が患者の家を訪問して行いました。訪問した移行期コーチ（transition coach）は服薬や生活習慣の指導を行うのはもちろんですが、情緒面でのサポートも行います。「薬をちゃんと飲めていますね。素晴らしいですね！」「毎日頑張ってい

ますね」と褒めたり、「今日はできなかったけれど、がっかりしないで。うまくできる方法を一緒に考えましょう。これを明日からやればいいのよ」と励ましたりしました。また、患者の実情に合わせた指導も行います。たとえば薬の置き場所が原因で薬を飲み忘れていると気づいたら、冷蔵庫にメッセージを貼ることで飲み忘れを防ぐなど、その人の日常生活に合った、無理なく行動することができる方法を一緒に考え、改善策を見つけていきます。こういった支援は、院内での画一的な指導とは違って、一人ひとりの生活実態に対応したものなので、行動のし忘れが少なく、継続しやすくなります。さらに褒められたり励まされたりという情緒面のサポートも加わるので、より一層定着します。その結果、再入院率が半分ほどになるという効果が生まれたのです。この取り組みで移行期コーチが果たした役割は、まさに看護師が得意とするものでしょう。

コーチングのオンライン化でさらに効果が上がる

　コーチングを取り入れたこのような移行期ケアの取り組みはさらに進化し、移行期コーチが患者の家を訪問するのではなく、デジタル技術を活用してオンラインでも行われるようになっています。たとえば、患者が測定した血圧などの生体情報を病院へ自動送信する仕組みを使用してリアルタイムで支援する方法です。送信された情報は自動的にカルテに記載されるので、医療者はいつでも患者の様子を確認できます。異常が疑われるときは AI が検知し、医療者に知らせます。すると医療者は患者に連絡し、「少し悪いデータが出ていますが、最近の生活状況はどうですか？」などと確認を行い、移行期コーチにつないで支援をしてもらいます。

　オンラインを活用した心不全患者に対する移行期ケアの効果についての研究レビューでは、訪問で移行期ケアを行った場合に比べ、

オンラインで行ったほうが、30日以内の再入院率が低下することが報告されています [3]。これはオンラインのほうが必要に応じて適時に支援ができ、頻回に励ますなどのサポートができるからでしょう。

再入院率の低下で選ばれる病院に

　ここでわが国に目を向けてみます。医療機関の外来機能が二分化する流れのなか、病院などの紹介受診重点医療機関は専門看護師をはじめとした高度実践看護師の育成・配置に力を入れていくでしょう。一方で「かかりつけ機能」の医療機関では、患者が適切にセルフケア能力を獲得し、継続的に行動できるように支援することができる外来看護師が不可欠となります。このような外来看護師には、これまで述べてきたとおり、患者教育だけではなくコーチングの能力も必要です。地域の中小規模病院やクリニックがこのような人材を外来に配置することは、コスト面などで難しいと考えるかもしれません。しかし、コーチングやそれを支えるデジタル技術の活用によって再入院率の低下などの成果を生み出し、「退院後はあの病院に任せておけば大丈夫」という評価を確立できる可能性があります。地域のなかで確かな存在感を発揮する「選ばれる病院」を目指すにあたって、外来看護師に投資することはコストに見合う効果を期待できる有意義な取り組みだと考えられるのです。

患者と丁寧に向き合うことを後押しするイギリスのGP制度

　病院の経営、とくに規模の小さな医療機関を考えてみると、効率的に外来診療を行わないと経営が成り立たないという現実があります。残念ながら、医師が患者に時間をかけて丁寧に向き合えば向き合うほど外来収益は減少してしまうのです。診療も外来看護も手薄

になると、効果的にかかりつけ医機能を果たすことができず、その結果、成果を生み出せないことが懸念されます。このことは、地域におけるかかりつけ医機能の推進を考えるうえで、何としても解決すべき課題といえるでしょう。ここで参考になるのが、イギリスのGP制度（かかりつけ医制度）です。イギリスでは住民全員がかかりつけ医に登録しなければなりません。クリニックにはまず「人頭払い」として、かかりつけ登録した人の数に応じて基本的な報酬が支払われます。それに加えて、特別な医療サービスを提供した場合には「出来高払い」としてプラスαの報酬が支払われます。

　ところが、この仕組みには課題がありました。人頭払いは、医師が丁寧に患者と向き合おうが、そうでなかろうが、入ってくる収入は変わらない仕組みです。つまり、きちんと患者と向き合おうとすればするほど損をするという状況も見られていました。

　そこで見直しがなされ、2004年にQOF（Quality and Outcomes Framework）という報酬体系が追加されたのです。QOFでは、慢性疾患を中心に、喫煙やBMI（Body Mass Index）等の生活習慣に関連する指標をアウトカム評価指標として設定し、基準の達成によりポイントが加算されます。報酬支払いの条件として、対象の疾患、取り組み内容、達成すべき成果といった「臨床指標」が細かく設定されています。たとえば血圧の場合、「過去12カ月以内に測定された最後の血圧が150/90mmHg以下である高血圧患者の割合」という臨床指標が設けられており、その数値が45〜80%を達成すると最大で20ポイントが与えられます。冠状動脈性心疾患の二次予防という目標に対しては、「冠状動脈性心疾患患者のうち、8月1日から3月31日までにインフルエンザワクチン接種を受けた患者の割合」という臨床指標が設けられ、56〜96%を達成すると最大7ポイントが与えられます[4]。このように、積極的

に取り組めば取り組むほど報酬を得られる仕組みにしたのです。

予防的な活動も評価対象になる

　イギリスのQOFで注目したいのは、臨床的成果が上がったものだけでなく、予防的に意味のある活動についても、その活動自体にポイントが付与される点です。たとえば血圧では、「過去5年間に血圧が記録されている45歳以上の患者の割合」という臨床指標があり、数値が50〜90%だと最大15ポイントが付与されます。血圧の数値が評価の対象ではなく、血圧を記録していること自体が評価の対象なのです。喫煙に関しても、「喫煙患者に対し、文献の提供や適切な治療法の提供を含む戦略による禁煙をサポートしている」という臨床指標があり、最大2ポイントの付与が定められています。禁煙が成功した・しなかったといった成果だけではなく、適切に指導・支援を行ったかどうかも評価の対象となっているのです。

　このような「よい活動は評価する」という仕組みになると、取り組むクリニックが増えます。しかしこれらの活動は、医師が1人で行うことはできません。イギリスのクリニックが、医師数名のグループで運営していることが多いのはそのためです。さらに看護師や助産師、理学療法士、作業療法士、ソーシャルワーカーなども加わり、多職種がチームを組んで運営しているのが一般的です。多職種チームで、丁寧に患者と向き合って目標をクリアしていくことで、しっかりと報酬を得られる仕組みになっているのです。日本の外来診療の診療報酬はQOFのような成功報酬ではなく、医療サービスを提供することに対する出来高払いが中心になっています。これがもしイギリスのような成功報酬体系になれば、日本でも患者指導がより活発になっていくと思われます。

看護師の活躍で再入院を防ぐ取り組みを後押しする

　アメリカの取り組みとイギリスの取り組みに共通しているのは「患者のセルフケア能力を高める」ことと「再入院を予防し大きな病院に患者を戻さない」というねらいです。そしてこれは外来機能の分化が進む日本でも同じことがいえます。地域に戻った患者を再入院させず、地域でケアし続けることが大きな成果として認識され、評価されることが将来的には望ましい医療の姿だと考えます。

　またこのことは、中小の病院や地域のクリニックに在籍し、地域に根ざした活動をしている看護師の能力が評価される仕組みへ移行するチャンスでもあります。イギリスの QOF 制度がクリニックにおける看護師の役割を大きくしたように、日本の診療報酬も看護師の活動を後押しするものになっていくことを期待したいと思います。

 ## 標準型電子カルテ導入への期待

　ここまでに述べたような仕組みの変化を促し加速させるにはデータが重要です。看護師による活動とその結果についても、データがあれば評価や改善がしやすくなります。この点で期待されるのが、クリニックを含むすべての医療機関で電子カルテの基準を統一し、情報共有が可能になる「標準型電子カルテ」です。標準型電子カルテは 2030 年までにはすべての医療機関で導入される予定です。

　標準型電子カルテの普及により、1 人の患者の情報を病院の枠を越えて把握することができます。また、レセプトデータの活用によって、ある病院の取り組みの効果を、転院後も追跡して調査・分析することが可能になるでしょう。「どの医療機関に行ったらどれだけ良くなった」ということもわかるようになり、その理由も分析できる時代になるはずです。分析結果をもとに、看護人材の配置を

考えることもできます。最終的には、イギリスの QOF のような評価と報酬の仕組みが実現することも不可能ではないはずです。

業務効率化の目的は医療の質の向上である

QOF の導入はイギリスの GP クリニックにおける医療の質を高めることができました。しかし、医療費の削減はできなかったということをさまざまな調査が報告しています。

ここで考えてもらいたいのは、QOF が目指したもの、さらにいえば医療そのものの目的は何かということです。私たちは医療費削減のためではなく、医療の質を向上させ、患者のウェルビーイングを高めるために医療を提供しています。よい医療、効果的・効率的な医療のためには、それを行う人材への投資が不可欠です。その観点に立つと、適切なところに適切なお金を配分することは理にかなっていると理解できるはずです。業務効率化や経済的効果を考え始めると、話が医療費の削減につながりがちです。しかしあくまでも医療の質を高めていくことが大事なのであり、そのための方策としてデータやデジタル技術を活用し、業務を効率化していくのです。目的を見失わずにより良い方策や手段を考えていきたいと思います。

引用・参考文献
1) Fenfang, Li. et al. The Impact of Kaua'i Care Transition Intervention on Hospital Readmission Rates. Am J Manag Care. 21(10), 2015, e560-e566.
2) Eric A Coleman, et al. The care transitions intervention : results of a randomized controlled trial. Arch Intern Med. 166 (17), 2006, 1822-8.
3) Qi Kaixin, Tomoko Koike, Youko Yasuda. et al. The effects on rehospitalization rate of transitional care using information communication technology in patients with heart failure : a scoping review. International journal of nursing studies advances. 2023.
https://doi.org/10.1016/j.ijnsa.2023.100151（2024.1.25 閲覧）
4) 株式会社日本総合研究所. 平成30年度産業経済研究委託事業　新たな経済社会システムに対応した社会保障のあり方に関する調査研究 報告書. 2018, 121-39.

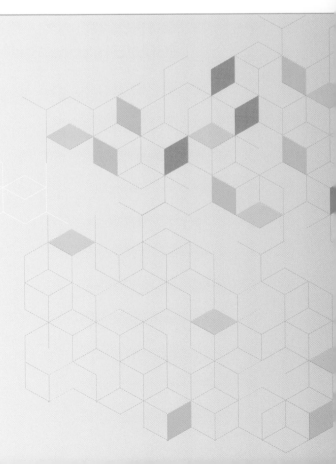

第2章

その仕事は本当に必要？
業務改善の理論とエビデンスを学ぶ

業務改善の理論を学ぶ
「KKD」から「EBM」への変化のとき
～看護師の労働生産性の向上を目指すために～

慶應義塾大学 看護医療学部／
大学院 健康マネジメント研究科 准教授
小池 智子

▶インタビュアー
医療法人社団康心会 康心会汐見台病院 看護部長
熊谷 雅美

看護を取り巻く業務改善の必要性には、大半の人が理解を示します。しかし「どのように業務改善を行うか」については、多くの看護管理者が試行錯誤のまっただ中にいるのではないでしょうか。看護政策学や看護管理学を専門とし「ナッジ」を活用した医療機関の働き方改革の研究・実践に取り組む小池智子氏に、業務改善や業務効率化に関する理論と実践のポイントについて聞きました。

KKD（経験、カン、度胸）から
EBM（Evidence Based Management）の時代へ

データは多職種連携や地域連携における「共通言語」

熊谷　お話を始めるにあたって、私が最近気になっていることがあります。それは、働き方改革と業務効率化がいつもセットで語られることです。「人がいなくなるから大変だ」「医師の働き方改革に伴って看護師も業務の効率化をしよう」という話になりがちです。これは確かに事実ではありますが、私自身、働き方改革はあくまでもきっかけのひとつだと思っています。人が足りないから業務改善をするのではなく、社会が変化するなかで「看護業務って本当にこのやり方でいいのかな？」というところに立ち返って考えるのが業務改善であり、効率化ではないでしょうか。そして、改善をするのであればきちんとエビデンスに基づいて行い、効率化につなげていくべきと考えます。

　この点において、小池先生はさまざまな研究をされ、雑誌や書籍、講演会などで情報発信をされていますよね。

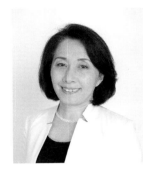

小池 智子
（こいけ・ともこ）
慶應義塾大学 看護医療学部／大学院 健康マネジメント研究科 准教授。看護学博士。
専門は看護管理・看護政策。慶應義塾大学病院で 13 年間、臨床や現任教育に従事。
東京医科歯科大学大学院博士課程修了後、慶應義塾大学看護医療学部専任講師を経
て、2007 年より現職。現在は主に行動経済学やデザイン思考を活用した医療安全や職
場改革等に取り組んでいる。

小池　かつて、経験とカンと度胸によるマネジメント、いわゆる「KKD のマネジメント」が機能していた時代がありました。ベテラン看護管理者の経験則が評価され、それによって人を動かすことができ、一定の成果を上げることができました。

　当時と現在とで大きく違うのが、看護師は看護部だけで活動するのではなく、多職種とより多く協働していることです。また、1 つの病院の中だけではなく、地域の医療機関と連携して活動するようになりました。その結果、コミュニケーションのチャンネルが劇的に増加しています。そして、多くの人々と合意形成しながら医療や看護を進めることが必要になりました。このような状況のなかでは、たとえ優秀で強力なリーダーシップをもった看護師が「私の経験上こうだと思います」と言ったとしても、なかなか他職種の合意を得ることはできません。そこで必要となるのが、**職種や職場の垣根を越えた共通言語となる「データ」**です。データを活用したコミュニケーションを行うことによって共通理解が促進し、意思決定や人を動かす助けとなります。

　もちろん、看護管理者をはじめとした個々の看護職が、自身の経験や発想を語ることは大切です。看護部や病院全体、さらには地域住民とともに医療提供についてのビジョンを描くことも重要です。ただし、自身の発想や経験だけに基づいた希望としてのビジョンではなく、地域の医療情報などのデータを土台にしてロジカルにビジョンを描き、それを協働する人々がイメージできるように物語ることが必要です。これからの管理者には**「データに基づいて考える力」**と**「ビジョンを描いて物語る力」**という 2 つの力が必要になるのです。

　さらに「ビジョンを実現するために行動する」ときには、価値判断の軸が必要になります。この軸とは、価値判断や意思決定の根拠となるものです。効果

を実感・評価できる指標を根拠として用いる場合もあります。

　たとえば、急性期病院の入院期間に関しては DPC のデータが指標になります。期間Ⅲになっても退院できない患者さんがいる場合、それが患者の病態等に起因するものなのか、マネジメントの不手際が原因なのかを分析し、適切な対策を検討する必要があります。入院の長期化は患者さんにとっても決して望ましいことではありません。患者教育支援に問題があるならセルフマネジメント力をつけてもらって回復を促進するような患者支援を行おうという議論ができるでしょう。退院支援が適切に行われていないことが原因ならば、地域のしかるべき場所へ移行し、その人らしい生活を送ってもらうための支援の検討が必要です。DPC のデータを分析することで、不足していた支援が何かをあぶりだすことも可能ですし、支援の改善に向けた糸口をつかむこともできるのです。

熊谷　小池先生が解説してくださったように、今の病院は多職種協働の場になりました。診療報酬も看護だけで算定できる時代ではなくなりました。さまざまな職種が患者さんを回復に導くために互いの専門性を活かした活動をすることで、初めて加算を取ることができます。となると、多職種協働を支える共通言語が不可欠ですよね。データを多職種で共有しながら、患者さんへのケアをめぐって PDCA サイクルを回す時代になったと感じました。

小池　職種が違うと文化が異なり、用いる言葉や概念も異なることがあります。そのせいでディスカッションが成立しないという経験も少なくありませんでした。また権威勾配が強く、立場が上の人の意見には疑問を持ちながらも従わざるを得ないといった状況もあったと思います。ですが、客観的なデータを用いてディスカッションすることによって、そういった問題を防ぐことが可能になります。近年、異職種間での建設的なコミュニケーションが成立しやすくなったのは、まさに共通言語としてのデータを用いたディスカッションができるようになったからといえるでしょう。

　またデータの活用によって、これまでは感覚的にとらえられていたものが、数字で「見える化」されます。すると改善などの取り組みを計画する際も、想像や感覚ではなく、数字に表れている事実に基づいて考えることができます。

熊谷 雅美
（くまがい・まさみ）

医療法人社団康心会 康心会汐見台病院 看護部長。認定看護管理者。国家資格キャリアコンサルタント。済生会神奈川県病院看護部長、済生会横浜市東部病院副院長兼看護部長を経て2017年6月～2021年6月日本看護協会常任理事。2023年4月より現職。2003年横浜国立大学大学院教育学研究科学校教育臨床修了（教育学修士）。2013年東京医療保健大学大学院医療保健学研究科修了（看護マネジメント学修士）。

周囲に理解や協力を呼びかける際も、「お願い」ベースではなく、客観的な「事実」ベースで呼びかけることができます。**目に見える数字や事実、データがディスカッションの出発点になるので、議論を建設的に展開することができるのです。ここがKKDとEBMの大きな違い**です。

　地域社会とコミュニケーションを図る際にも、EBMは重要です。「地域において自分たちの病院がどういう役割を果たすべきか」「地域とどう連携していくか」を考えるうえで、データが大きな役割を果たしてくれます。たとえば、紹介率・逆紹介率・再入院率といった数字は、自院と地域の医療機関との関係性を形成していくうえでとても重要な指標になります。それらのデータを土台にしながら、「自分たちが地域とより良い関係をつくるためにはどうすればいいのか」を考えていくのです。予定しない再入院率が高い場合には、データをもとにその原因を分析し、その結果にそって院内における患者を対象としたセルフマネジメント教育やリハビリテーションに関連したケアの質を見直そうという議論ができるかもしれません。患者さんを引き継ぐ地域の医療機関や訪問看護ステーション、介護施設などの看護力に課題がある場合は、「看護実践力を高めるために何かお手伝いできることはありますか」と支援を申し出るなどして連携を模索することもできるでしょう。訪問看護ステーションや老健施設などに出向き、ケア講習などを開催して地域の看護力・ケア力を高めるという連携の方法も考えられます。

❖ ビジョンを持ち、データ化できない取り組みにも着目を

小池　ここまではデータの有用性をお話ししてきましたが、データは活動を適

切に行うための材料に過ぎません。分析結果を読みとり判断するためには、「何を目指すのか」「何のために行うのか」という指針が必要です。これを文章で表現したものが「ビジョン」です。ビジョンとは「病院をどうしたいのか」「看護部をどうしたいのか」「どんな看護をしていきたいのか」「地域の中でどのような役割を果たすべきか」といった、「目指すべき姿」であり方向性についての合意です。多職種協働や地域との連携、新たなケアなどに取り組むにあたって、「診療報酬が請求できるから」ということが目的化してしまっては本末転倒になってしまいます。診療報酬によって評価され収入が得られることは、私たちの優れた活動の結果なのです。**私たちは何のために看護活動を行っているのかというビジョンを共有し、職場の皆がこれに向かって活動できるようにするためには、このビジョンを明確にイメージできるように物語ることも効果的です。**

　データは重要ですが、今はデータの分析に注力が偏りすぎていて、ビジョンを共有するための努力が薄れているように思います。また、データは測定できるものしか見せてくれません。そのため、測定できないものは見逃されがちでディスカッションの対象になりにくくなります。しかしデータの背後には、形にならない、あるいは測定できないさまざまな人の努力が存在しています。それらがあるからこそ成果が生まれ、データという形で測定され見える化されるのです。このような**データの背後にある測定できない活動・行為に目を向けることは実はとても重要**なのです。この点については後ほど詳しくお話しします。

◆ 「ナッジ」を活用して職場にゆとりを生み出す

熊谷　ここからは、看護業務の効率化に取り組むにあたって、現場を動かしていくための理論や考え方のヒントを小池先生からいただきたいと思います。

　私が日本看護協会に在籍していたときのことですが、第1回「看護業務の効率化先進事例アワード」で、熊本地域医療センターが実践した「ユニフォーム2色制」の取り組みが最優秀賞を受賞しました。日勤と夜勤でユニフォームの

色を変えることで視覚的な時間管理を可能にした事例ですが、先生はこの取り組みを「ナッジ」という言葉で説明されていました。ここで改めてナッジについて教えていただけますでしょうか。

小池 業務の効率化には職場の人々の大変な努力が必要であり、そのためのエネルギーがいります。ではそのエネルギーはどこから生まれるでしょうか。現状の分析をして新しい改善計画を考え、それを提案するという作業は結構大変ですよね。ましてや私たちは変化が激しく先行き不透明な VUCA（Volatility・Uncertainty・Complexity・Ambiguity）の時代でマネジメントを行っています。過去 30 年間で行い、その時代では効果があった方法を今そのまま使っても、物事を解決できるとは限りません。むしろ従来とはまったく異なる解決策を模索しなければならないことのほうが多くなりました。しかも、判断して実践するまでのスピードが速まっています。とにかく速く判断をして活動するという「アジリティ（機敏性）」が求められているのです。そのような中で改革をしなければならない現代の職場は本当に大変だと思います。

　このような中、若い世代を中心に多くの優秀な人たちが職場を離れてしまっているのは残念なことです。「こんなに素晴らしい成果が上がったのに、なぜこの看護師たちは辞めていくんだろう」と頭を抱えている看護管理者も多いでしょう。**彼ら彼女らは疲弊してしまい、新たに努力しようと思うエネルギーが枯渇している**ように見えます。

　ではそのエネルギーはどうやったら生み出すことができるのでしょうか。それは**職場に「ゆとり」をつくり出すこと**にほかなりません。そして、**ゆとりをつくり出して「頭を休めること」**です。つまり、職場のなかで常に考え判断して行動するのではなく、考えなくても済むことは考えなくてもいいように職場の活動の方法を変えたり、行動しやすいように環境を整えることが肝要です。ユニフォームの 2 色制が効果があるのは、ユニフォームの色を変えるだけで、すぐにどの勤務帯かがわかるため、誰の努力も要せずとても簡単だからです。誰も何の努力もしなくていいのでうまくいきますし、多くの職場が同じ取り組みを採用するのです。これがナッジのいいところです。

表1	医療現場でナッジを活用するときの3つのアプローチ

1　行動インサイト
癖や本能、直感を活用する
2　アフォーダンス
モノ・環境・デザインによって人の行動を引き出す
3　仕掛学
努力せずに、いい方法にそっと行動を後押しする

ナッジを活用するときの3つのアプローチ

小池　ナッジとは認知科学と経済学を融合した行動経済学の理論のひとつです。医療現場でナッジを活用するときは3つのアプローチを使います（表1）。1つ目は「行動インサイト」で、人が本来持っている行動する際の癖や本能、直感といったものをうまく活用します。2つ目は「アフォーダンス」で、モノやデザインに行動が導かれるという理論を活用します。3つ目は大阪大学大学院の松村真宏先生が研究されている「仕掛学」の活用です。これは「好ましい方向にそっと行動を後押しする方法」です。

　私たちは大抵の場合、医療安全対策や感染予防などにおいてマニュアルやガイドラインに則って「何をすべきか」を、頭の中ではわかっています。でも、わかっていたとしても行動できないことが多い。忙しいとついスキップしてしまったり、後回しにしてしまったりして、うっかり忘れてしまうからです。マニュアルがあり、ルールが明確に定められていたとしても、手順が複雑であったり、注力して行動しなければならない場合などは、この傾向が強くなります。人は面倒なことは避けがちです。職場の全員が面倒で複雑なルールを習慣化するのは至難の業なのです。なぜ、このようなことが起こるのでしょうか。

　私たちは1日に35,000回も決断しているといわれます。そのため、日常的に9割以上のことは直感や経験則に基づいて行動できるようにプログラムされ

ています。それが「システム１」といわれる情報処理システムです [1]。「システム１」は経験則や本能、直感で動くため、脳のエネルギーを節約することができます。私たちのデフォルトはシステム１です。分析や判断など頭を使う必要がある場合は「システム２」という処理システムが作動します。しかし「システム２」はなまけものなので、多重課題に直面したり疲労や睡眠不足があると精度が落ちてしまいます。

　ところが、私たちが日常の仕事現場で求められている頭の使い方は主に「システム２」です。疲れたり課題が積み重なったりすると仕事の能率が下がるのは「システム２」が動かなくなるからです。このため私たちはこのような意思決定を理解したうえで「システム１」を上手に使うことが大切です。業務改善を例に説明します。新たな業務改善を進める場合、職場の職員全員が正しく行動できるよう、マニュアルには細かく手順や説明を記載することが多いでしょう。正しく行動するためには、しっかり読み込む必要があるので、「システム２」が作動します。しかし、疲れていたり他の業務が気になったりしているときに読むと、徐々に理解度が低下し、頭に入ってきません。決められたことが正しく行えずに「マニュアルをしっかり読んでいない」と叱責を受けることはよく見かける場面です。このようなことを回避するためには、「システム１」でできる行動に落とし込むといいでしょう。マニュアルの重要事項を要約して１枚程度で把握できるようにしたり、イラストなどで手順を一目瞭然に理解できるようにします。読み込まないとわからないマニュアルは、業務改善には役立たないのです。シンプルにしてすぐに頭に入るようにすることで、実行頻度が高まり、業務改善を達成する可能性が高くなります。これは、脳のエネルギーを節約したことによって、行動するというゆとりがうまれるからです。

　脳のエネルギーをコップの水に置きかえて考えてみましょう。コップが水でいっぱいだと、それ以上水を注ぐことができません。脳もゆとりがないと、新しいことを学ぼうとか、何かをやろうというエネルギーは生まれてきません。何か新しいことをしたり複雑なことに取り組むときには、コップにゆとりをつくるように脳にゆとりをつくるのです。ナッジは職場の皆のコップの水位を下

げ、ゆとりをつくるためにも有効です。新しいことや発想をするゆとりをつくるために、ナッジをたくさん仕掛けていこうというのが私の提案です。

　マネジメントの目標は、頑張ってもらったり努力してもらったりすることではありません。高い成果を達成することです。その結果として患者さんも医療従事者も幸せになることが目標ですから、成果を上げるための負荷は少ないに越したことはありません。本来の目標を見失い、あたかも頑張ることが目標のようになると、努力や意思の力に頼った仕事になります。頑張れば頑張るほど成果が上がらなくなるという悪いループにはまってしまいます。

　デザインが私たちの行動を引き出すというアフォーダンスの例として、ドアの取っ手や駅の案内表示などがあります。ドアに取っ手があると普通は手前に引きますね。その行動は取っ手の形に誘導されているのです。何も言われなくてもデザインによって行動が誘導されるためストレスを感じることが少ないです。なぜなら、頭で考えなくて済むのでエネルギーが温存されるからです。駅の案内表示にある矢印に従ってそちらの方向に自然に誘導され進んでしまうというのも、同じ原理です。

医療現場のナッジの例

小池　医療現場のナッジの活用例を見てみましょう。できるだけ行動手順をシンプルにすることで、行動をしにくくしている複雑さや小さな面倒を排除する、あるいは少なくする「摩擦削減系ナッジ」と、感謝されるなどしてモチベーションを高めたり「自分の役に立ちそう」「人の役に立てるかもしれない」と思うことで自分から進んでやりたくなるという心の動きに着目した「燃料補充系ナッジ」があります（図1）。

　「摩擦削減系ナッジ」と「燃料補充系ナッジ」の具体例を紹介しましょう。ある病院ではナッジ研修会を開催し、現状を分析してどこに摩擦となる「面倒くささ」が潜んでいるのかを調べ、ナッジを用いて解決する取り組みを行っています。たとえば「ゴミ箱にゴミが8割たまったら交換する」というルールが

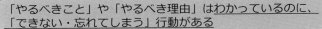

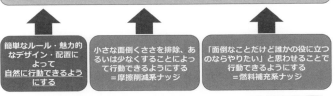

図1 医療現場でのナッジの例

守れないという課題に対して、ゴミ箱に行動を後押しする「8割はここ」という赤いラインを引いたところ、ゴミがあふれる前に皆が交換するようになりました。これは、赤いラインによって交換の目安が一目でわかり、行動を後押しする「摩擦削減系ナッジ」の例です。

またある歯科外来では、使用した針が術後にきちんと廃棄されず、滅菌資材回収ボックスに針や持針器が針が付いたままで入っているという課題がありました。原因は医師が「忙しい」ため「面倒くさい」という意識が強くなり、ルールをうっかり忘れてしまうことによって生じる行動でした。最初はポスターで注意を促しましたが、効果はありませんでした。そこで次に「きれいに片付けてくれてありがとうシール」をつくり、きれいに片付けると医師の名前の表にシールを貼るようにしたのです。これにより劇的に改善効果が上がりました。「面倒だけど行動したくなる」という内発的な力を引き出す「燃料補充系ナッジ」の例です。

このように職場の実情に合ったナッジを使えば、エネルギーを絞り出すこともありませんし、外から何かを強制されることもないのでストレスフリーです。このような取り組みによって「ゆとり」が生まれることで、ほかの何かを発想したり、新たな何かをつくっていくことにエネルギーを振り分けることができるようになります。

◈ 計測されることのない「パッシブな活動」に目を向ける

小池 先ほどデータの活用についてお話ししました。客観的なデータとは測定して数値として出てきたもののことです。しかし、看護活動のすべてが測定でき、数値化できるかというと必ずしもそうではありません。看護のプロセスにおいてもアウトカムにおいても、数値で示すことができないことが多くあります。たとえば褥瘡の処置は、「褥瘡の処置1回」という形でカウントが可能です。一方で「見守る」「待つ」「傾聴する」といった「パッシブ（passive）な活動」と呼ばれる行為は測定することができません。同様に「リハビリに行ってプログラムを行った」ことはカウントできます。しかし患者さんが「リハビリをしよう」という気持ちを起こす過程で看護師が行った、励ましたり思いを傾聴したり、あるいは待ったりという行為は測定できないのです。

　優れたプロセスや高いアウトカムの裏には、計測されることのない看護師によるパッシブなケアがいくつもあります。現状ではそれらのケアが評価されることはありません。「忙しいのになぜそんなことをしているの」と責められることすらあります。パッシブな行為の効果を理解している看護管理者がいる一方で、職場の忙しさが増すとともにゆとりが失われていき、「もっと早くやりなさい」「効率性を考えなさい」という言葉が増えていきます。そしてゆとりがなくなると数字に表れるものだけに着目してしまい、「頑張りましょう」「なぜできないの」「早くやりなさい」となってしまう。そうなるとコップから水があふれてしまうように、現場のエネルギーがどんどん減ってしまいます。

◈ 「ゆとり」があるからこそ、結果として効率が上がる

小池 一方でゆとりのある職場では、ゆとりをつくることと、測定できるものの背後にある職員一人ひとりの見えない努力に目を向けることができます。このような職場では、「なぜ自分はこの看護を行ったのか」という思いや見えない看護を語り合ったり、「ナラティブ」なカンファレンスを行う場がありま

す。時間をつくり、「なぜそのことを行うのか」という思いを語り合うことによって、価値を共有し、同じ方向に向かって活動することができるようになります。

　今回のテーマである業務の効率化は、テクニカルな面でいえばいくらでも可能だと思います。しかしそれは、効率化を促進する職場の人々に「心のエネルギー」があることが大前提です。看護管理者は、このようなエネルギーを生み出す方法に着目する必要があるでしょう。ナッジを活用して無理せず行動できる方策を職場に増やすことで職場に少しずつ時間的なゆとりと気持ちのゆとりが生まれます。

　「ゆとり」は職場では無駄と思われがちですが、新たな活動を生み出す資源と考えることができます。ゆとりが失われ、職員のエネルギーが枯渇している職場からは、新しいアイデアも生産性の高い活動も生まれることはありません。

　「ゆとり」がある職場では、さまざまなことに目が向き、多くの気づきが生まれます。その一つが、「見えないが価値のある看護活動」です。「パッシブな部分もちゃんと見ているよ」と伝えていくことは、人々の心のエネルギーを高めるうえで重要なのです。看護管理者のいちばん大きな仕事は、今日の1日を円滑に回すことではなく、組織の未来をつくることです。その視点に立てば、職場にゆとりをつくり、パッシブな部分を評価して育成していくことが組織戦略としていかに重要かということをご理解いただけると思います。

　「効率」という言葉を聞くとどうしても「今をどう効率的に動かすか」という短期的な視点になりがちです。でも「効率性を高めるがあまり、未来を失っていないか」ということにも目を向けてください。そのうえで「今選択すべきことは何なのか」を考えることが、真の業務効率化の一歩になるはずです。

（2023年11月5日収録）

引用・参考文献
1) ダニエル・カーネマン. ファスト＆スロー：あなたの意思はどのように決まるか？（上・下）. 村井章子訳. 東京, 早川書房, 2012.

② AIホスピタルの観点からみた バイタルサイン測定の最新技術

慶應義塾大学大学院 健康マネジメント研究科
堤 史織
慶應義塾大学 医学部 精神・神経学教室
鈴木 菜摘

Summary

わが国では2018年から医療分野でのAIの活用・発展を目的とする国家プロジェクトが始まっています。本稿では、このプロジェクトの中核をなすAIホスピタルの観点から、バイタルサイン測定の最新技術・研究を紹介し、AIホスピタルの潜在的な効果や看護師の業務改善の可能性を考えます。

 ## はじめに

　看護師は日々、患者の処置・ケア、バイタルサインの測定・モニタリング、診療のサポート、記録の管理など多岐にわたる業務を担っています。看護師の業務過多は、心身を疲弊させるのみならず、患者の異常の早期発見を逃すリスクや医療ミスを引き起こす原因となります。業務の効率化による看護師の負担軽減は、より多くの時間を患者のケアに費やすことを可能にし、インシデント・アクシデントのリスクが減少するなど、治療結果、安全性、看護の質を向上させます。

　昨今のIT技術の発展に伴い、AIや高度な技術の導入によって、医療現場での業務効率化や負担軽減、そして異常の早期発見への期待が高まっています。その代表例として、AIホスピタルがあげられ

ます。AIホスピタルとは、内閣府が2014年度に立ち上げた「戦略的イノベーション創造プログラム（SIP）」の一環として、2018年に採択された医療分野でのAIの活用・発展を目的とする国家プロジェクトの中核をなすものです。AIホスピタルは、AI技術を活用して医療の効率化と医療従事者の負担軽減を図るさまざまな技術やサービスの開発を目指しています。

　本稿では、AIホスピタルの観点から、看護師の負担軽減や異常の早期発見に役立つバイタルサイン測定の最新技術・研究を紹介します。まずバイタルサイン測定の最新技術・研究を紹介し、次に日本で行われている最新事例を取り上げ、AIホスピタルの潜在的な効果や看護師の業務改善の可能性を検討します。

海外のバイタルサイン測定の最新技術・研究

　近年、ヘルスケア分野におけるウェアラブル技術やインターネットオブシングス（IoT）デバイスの利用が注目され、医療の分野に革命をもたらしています。これらのデバイスは、心拍数・血圧・体温などの生理学的情報をとらえ、治療に必要なデータを提供します。さらに、IoTは遠隔ヘルスケアを実現し、病院だけでなく自宅でのセルフモニタリングを可能にしています[1]。

　とくに、AIは治療効果の向上を期待させる研究成果をもたらしており、IoTとクラウドコンピューティングの発展によって、医療の安全性や効率性が一段と高まることが期待されます[2]。近年急速に発展しているセンサー技術は、患者の体調や活動をリアルタイムで追跡し、患者のバイタル情報を正確にモニタリングし、データを直接ネットワークやスマートデバイスに送信することができます。この迅速な情報伝達により、医療スタッフは瞬時に患者の健康状態を

確認し、適切な介入を行うことが可能となります。IoT技術の発展により、これらのセンサーは高性能化しているうえに、コストは低減し、電力消費も削減されてきており、より使いやすく普及しやすいものへと進化しています。

　ここからは海外文献を中心に、バイタルサイン測定のための最新の技術・研究を紹介します。

心電図モニタリング

　近年、光を使って血流の変化を測定するPhotoplethysmogram（PPG）センサーがウェアラブルデバイス（例：スマートウォッチやフィットネストラッカー）に広く利用されるようになり、心拍数のモニタリングは、今や医療現場に限らず、一般的な個人のヘルスモニタリングの主要な機能となっています。また、心電図モニタリングをIoTと組み合わせることで心電図に関する警告をリアルタイムで受け取ることができる技術開発・研究が進んでいます。

　ある研究[3]では、PPGセンサーを用いて心拍の間隔の変動を検出することで、心房細動をリアルタイムで検出できるシステムの紹介をしています。別の研究[4]では、ウェアラブルデバイスを使用して、心電図のデータを効率的に圧縮し、QRS波をリアルタイムで検出するための技術を紹介しています。QRS波検出の精度や速度は高く、約99.37％の感度と約99.38％の予測精度を達成し、QRSの異常を即座にキャッチすることを可能にしました。

　これらの技術の発展により、患者にとって低侵襲・低負担で心電図の長期間モニタリングができ、なおかつリアルタイムで異常を察知できるため、医療者による早期の診断や介入が可能となり、患者のケアを効果的に行えるようになります。

血糖モニタリング

　これまでは血糖を測定する際、指先からの採血が一般的でした。患者にとっては侵襲的なものであり、医療者にとっても血液感染のリスクを伴います。しかし、技術の進歩によってウェアラブルデバイスによる低侵襲で安全な血糖値測定が可能になってきました。

　近年、継続的に血糖値をモニタリングするシステムとして Continuous Glucose Monitoring System（CGMS）の有効性が実証され[5]、普及が進みつつあります。通常、CGMS は針のような形状の小さなセンサーを皮下組織に挿入して使用し、このセンサーが体液中のグルコースの量を継続的に測定します。このセンサーは日常的な針としての使用とは異なり、一度挿入されると数日間その位置に留置され、連続的にデータを収集します。

　CGMS は侵襲性を伴いますが、別の研究[6] では、光学センサーを使って血糖値を測定する新たな方法が紹介されています。このセンサーは赤外 LED を使用して 650〜2,500nm の波長で人体からの反射光を測定し、反射光のデータを使用して、グルコースレベルを高速で正確に計算できます。

　これらの血糖モニタリングデバイスの利点は、血糖値の変動をリアルタイムで把握できることや、夜間や食事の間など、通常の指先からの採血による血糖測定が難しい時間帯でもモニタリングが可能であることです。さらに、デバイスによっては、血糖値が低すぎたり高すぎたりすると医療者に通知する機能も備えています。また患者自身がこれらのデータをスマートフォンやパソコン等で可視化することもできます。

血圧モニタリング

　従来の血圧測定は、カフをきつく締めて測定するような機械を使

用し、携帯性に欠け、リアルタイムデータの収集は困難でした。しかし近年、血圧をモニタリングするためのウェアラブル技術や研究が進んでいます。

　まず、カフを使わない腕時計型で手首につける血圧モニターです[7]。手首の光センサーがユーザーの脈拍を常時検出し、収縮期血圧と拡張期血圧は、内蔵のマイクロコントローラーと特別な計算方法で取得されます。収縮期と拡張期の血圧を誤差なく正確に測定できることが研究で示されています。

　別の研究[8]では、指先から感知する心電図モニターとPPGモニターを組み合わせたスマートフォンケース型のデバイスによる血圧測定が紹介されています。心臓の電気的活動と脈拍を測定し、それらのデータをもとに機械学習の技術を使用して血圧を予測します。従来のカフ血圧計と血圧測定結果を比較した結果、測定値は従来の方法と良好な相関が見られました。

　このように、カフなしで血圧モニタリングができるいろいろな形状のデバイスが研究・開発されている段階です。

酸素飽和度モニタリング

　酸素飽和度のモニタリングは、PPGセンサーを利用したウェアラブルデバイスでの測定機能など、日常的に普及しています。得られたデータはインターネットを通して医療者に送られ、医療者がデータをもとに適切な判断やアドバイスを提供できるシステムも紹介されています[9,10]。動的な環境での酸素飽和度のモニタリングは、激しい動きの影響を受けるため、動きの干渉を抑制するようなアルゴリズムの開発[11]など、さらなる精度改良の研究が進められています。

体温モニタリング

　体温測定機能がついたウェアラブルデバイスはすでに普及していますが、これらの温度センサーは皮膚の温度を測定するもので、実際の体の中心部の温度とは大きく異なることがあります。そこで、より正確な体温をモニタリングする最新のウェアラブルデバイスとして、3Dプリンターでつくられた耳に装着するスマートイヤホンがあります [12]。このデバイスは赤外線センサーをもとにして鼓膜から体の中心部の温度を測定し、ユーザーの環境や活動に関係なく、体の中心部の温度を正確にモニタリングできることが実証されました。さらに、このスマートイヤホンはマイクやアンプも搭載しているため、骨伝導補聴器としても機能することができ、今後さらなる複合的な機能の発展が期待されています。

日本のバイタルサイン測定の最新技術・研究

　AI技術は日本の医療でもさまざまな発展を遂げています。先述した内閣府によるSIPにおける医療分野でのAIの活用・発展を目的とする国家プロジェクト立ち上げに伴い、企業と医療現場の協力によって質の高い医療を実現するための取り組みが行われています。患者の異常の早期発見や検査に伴う負担軽減、医療者の業務負担軽減など、日本の医療をより良くするための開発が進んでいます。

着衣型ホルター心電計

　従来、長時間心電検査（ホルター心電検査）は患者への負担が大きく課題となっていましたが、慶應義塾大学病院とXenoma社が共同開発した着衣型ホルター心電計 e-skin ECG によって、より多くの人が検査を受けられるようになりました（**図1**）（次ページ） [13]。

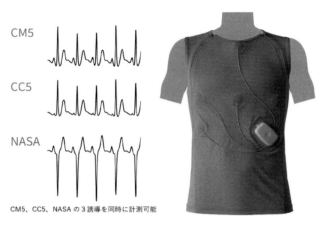

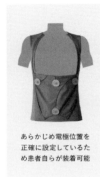

CM5、CC5、NASA の 3 誘導を同時に計測可能

あらかじめ電極位置を
正確に設定しているた
め患者自らが装着可能

文献 13) より引用

図1 患者自ら装着可能な着衣型心電計測システム　e-skin ECG

　長時間心電検査は不整脈や虚血の検出などに頻繁に使用され、循環器領域で汎用される検査です。通常の臨床では 2 誘導で 24 時間行うことが一般的ですが、着脱に医療従事者の関与が必要なため来院日数が増加することや、ケーブルや記録機によって検査中の動作が制約されることから、患者が検査を忌避することも少なくありませんでした。また、一部の医療機関では 1 〜 2 週間の心電モニタリングも実施されていますが、これらの検査は 1 誘導で行われており医師が要求する情報を網羅していません。一方、従来のホルター心電計による 3 誘導の検査は、患者が自分で装着できないため通常の入浴が難しくなることから、1 週間などの長期にわたる計測は通常実施できないなどの課題がありました。

　このような課題を解決するため、専門知識がない人でも自身で装着が可能な 3 誘導の e-skin ECG が開発され、2022 年 3 月 1 日から保険適用が開始されました。患者は e-skin ECG 計測用シャツを着用し、当該シャツに e-skin ECG データレコーダを装着することにより計測を行います。患者が検査キットを返送後、心電データの

解析結果が Xenoma 社から医療機関に提供され、医師による診断が行われます。これまでは計測開始時と終了時の来院が必須でしたが、このシステムの実用化によって来院を要しない郵送による検査が可能となり、患者の検査に伴う負荷を低減するだけでなく、受診率の向上や地域差による医療アクセスの公平性向上にも資するものと期待されています。

　Xenoma 社からの情報提供（2023 年 10 月 11 日）によると、e-skin ECG による検査は 2022 年 5 月より医療機関向けに提供開始され、現在全国で 220 カ所以上のクリニック・病院に導入されています。医療現場からは、「検査の解析業務を一部外注にすることにより、ほかの業務に集中できるようになった」「従来発生していた機器の返却遅延などもないため、問い合わせや催促の連絡も不要になった」などの声が寄せられており、医療者の負担軽減にもつながっています。

　看護師業務の観点では、e-skin ECG の普及により、心電計の着脱に看護師が関与する必要がないため、看護師の負担が軽減されることや、電極装着位置を間違えることによる医療ミスも防ぐことができると考えられます。

糖尿病遠隔診療システム

　慶應義塾大学病院では、糖尿病・肥満症外来、産科外来などにおいて、血圧・体重・血糖値の管理をクラウドシステムで行い、遠隔診療を支援する MeDaCa システムの運用を行っています[14,15]。MeDaCa システムの活用により、患者の同意のもと在宅での血圧・体重・血糖値やインスリン使用量などのデータを医療者が遠隔でリアルタイムで確認することが可能となります。オンライン診察や、検査結果・処方箋控えデータなどの送信も行っており、糖尿病

専門医と患者、糖尿病専門医とかかりつけ医をつなぐ情報の架け橋としての役割も担っています。従来のシステムでは、患者が使用する簡易血糖測定器のメーカーに応じて各社のクラウドにログインする必要がありましたが、各医療機器メーカーの垣根を越えてシームレスに情報を確認できるようになり、集約された医療情報が閲覧可能になりました。

　このシステムは、短いスパンでのフォローが必要となる妊娠糖尿病や妊娠高血圧症の患者や、1型糖尿病などインスリン頻回注射療法を行っておりインスリン量の細やかな調整が必要な患者、さらに生活習慣や心理面を把握することが必要で対話が重視される肥満症外来の患者にも活用されています。システムそのものの利便性の高さ、通院負担や時間的拘束からの解放、テレビ電話機能によるFace to Faceの安心感など、患者満足度も高いようです。医療者側には、実際の対面診療と遜色ないデータが揃うことや、データの集約による視認性の改善、患者の通院負担を気にかけずに短期の診察が可能になるというメリットがあり、診療業務の効率化と同時に医療の質の向上に寄与しています。また、在宅測定データを医療者が遠隔でリアルタイムで確認することにより、治療方針変更後の早期の治療効果の確認、血糖コントロールの状況に合わせた来院時期の調整、遠隔診療もしくは対面診療とするかの事前判断など、患者の実際のデータに応じたきめ細やかな対応も可能となっています。

　このようなシステムは、医師の診療はもちろん、看護相談においても重要な役割を果たす可能性があります。リアルタイムデータに基づいた看護は、個々の患者の状態に合わせた具体的なアドバイスや介入を可能にします。これにより、患者に最も効果的なケアを提供し、個々のニーズに対応したパーソナライズされた看護計画を立てることができます。看護師が患者の健康状態をより詳細に把握

し、迅速かつ適切な判断を行うための重要なツールとなり、看護の
質の向上も期待されます。

バイタルサインの電子カルテ自動入力

　看護業務には繰り返し作業や単純作業も多く存在します。たとえ
ば、測定したバイタルサインの電子カルテへの手入力作業は、看護
師の業務時間の多くを占めています。看護の質を向上させるために
は、患者の全体像の把握、安全対策の検討、看護過程の展開、カル
テへの記録など、専門性の高い業務により多くの時間をあて、数値
入力などの単純作業に費やす時間をできる限り削減することが重要
といえます。

　国家公務員共済組合連合会横須賀共済病院が行った調査[16] で
は、同病院の病棟看護師は1人の入院患者に1日最低3回バイタル
サインの測定を行い、電子カルテへの手入力は時間内業務の3割を
占め、時間外では4割を占めていたといいます。さらに、バイタル
サインの記録は手間や時間を要するだけでなく、誤入力や未入力が
発生するリスク、測定時間と入力時間とのタイムラグが生じるなど
の問題を抱えています。

　こうした業務負担やリスクを解消するための技術として、非接触
ICチップを使ってかざすだけで通信できる近距離無線通信（Near
Field Communication；NFC）があります。NFCはSuicaや
PASMOなどの交通系ICにも使われている、私たちの日常生活で
当たり前に普及している技術で、NFC機能を搭載した医療機器の
開発が進んでいます。

　社会福祉法人恩賜財団済生会松阪総合病院では、NFC連携機器
の導入によって①測定結果を手書きでメモをとる、②カルテに入力
する、③入力の遅れによる医師からの問い合わせに対応する、と

いった工程を省略できたことにより、看護師のバイタルサインの記録時間を年間 800,445 分削減できたとしています（430 床、病床稼働率 85%、測定回数 3 回/日、1 回の記録に 2 分かかると仮定した場合）[17]。こうした看護師の負担軽減によって、一層細やかな患者の観察、個別性を考慮した看護の追求、アクシデントが起こりやすい時間帯の人員確保など、より安全で質の高い医療の提供につながることが期待されています。

◈ おわりに

看護師の業務過多は、看護師自身だけでなく患者の安全や医療の質にも深刻な影響を及ぼす問題です。AI ホスピタル化の動きはその負担を軽減し、医療の質を高めることが期待されています。

本稿で紹介した最新のバイタルサイン測定技術のほかにも、医療者と患者の双方にとってより良い環境を目指したさまざまな技術の開発が日進月歩で進んでいます。医療現場には、今後このような新しい技術を導入しうまく活用するための環境整備や柔軟性が求められています。このようなテクノロジーの進化は、看護師の負担を軽減するだけでなく、患者一人ひとりに寄り添ったケアを可能にし、明るい医療の未来を形づくる鍵となるでしょう。

引用・参考文献
1) Kavidha, V. et al. "AI, IoT and robotics in the medical and healthcare field". AI and IoT-Based Intelligent Automation in Robotics. Beverly MA, Scrivener Publishing. 2021, 165-87.
2) Thakare, V. et al. Artificial intelligence (AI) and Internet of Things (IoT) in healthcare : opportunities and challenges. ECS Trans. 107 (1), 2022, 7941.
3) Bathilde, J B. et al. Continuous heart rate monitoring system as an IoT

edge device. 2018IEEE, 1-6.

4) Tekeste, T. et al. Ultra-low power QRS detection and ECG compression architecture for IoT healthcare devices. IEEE Trans Circuits Syst IRegul Pap. 66 (2), 2018, 669-79.

5) Gia, T N. et al. IoT-based continuous glucose monitoring system：A feasibility study. Procedia Comput Sci. 109, 2017, 327-34.

6) Sunny, S. et al. Optical based non invasive glucometer with IoT. 2018 IEEE, 1-3.

7) Xin, Q. et al. A novel wearable device for continuous, non-invasion blood pressure measurement. Comput Biol Chem. 69, 2017, 134-7.

8) Sagirova, Z. et al. Cuffless blood pressure measurement using a smartphone-case based ECG monitor with photoplethysmography in hypertensive patients. Sensors. 21 (10), 2021, 3525.

9) Fu, Y. et al. System design for wearable blood oxygen saturation and pulse measurement device. Procedia Manuf. 3, 2015, 1187-94.

10) Xie, Y. et al. Development of wearable pulse oximeter based on internet of things and signal processing techniques. 2017 IEEE, 249-54.

11) Chen, Q. et al. A wearable blood oxygen saturation monitoring system based on bluetooth low energy technology. Comput Commun. 160, 2020, 101-10.

12) Ota, H. et al. 3d printed "earable" smart devices for real-time detection of core body temperature. ACS sensors. 2 (7), 2017, 990-7.

13) 慶應義塾大学病院ほか. 患者自ら装着可能な着衣型心電計測システムによる長時間心電検査を実用化：医療機器の保険適用開始. 2022.
https://www.keio.ac.jp/ja/press-releases/files/2022/4/25/220425-1.pdf
(2023.11.1 閲覧)

14) 慶應義塾大学病院ほか. 慶應義塾大学病院の糖尿病・肥満症外来において血糖のクラウド管理システムを用いた遠隔診療を開始. 2020.
https://www.keio.ac.jp/ja/press-releases/files/2020/12/22/201222-1.pdf (2023.11.1 閲覧)

15) 慶應義塾大学病院ほか. 慶應義塾大学病院の糖尿病・肥満症遠隔診療において医療機器メーカー各社とのクラウド連携による「拡充型血糖クラウド管理システム」の運用を開始：医療機器メーカー各社の簡易自己血糖測定器の情報を集約. 2002.
https://www.keio.ac.jp/ja/press-releases/files/2022/1/27/220127-1.pdf
(2023.11.1 閲覧)

16) 長堀薫. 地域基幹病院における AI を活用した働き方改革への取り組み. 医学のあゆみ. 282 (10), 2022, 959-64.

17) 日本看護協会. 令和4年度厚生労働省補助金事業看護業務効率化先進事例収集・周知事業報告書. 2023.
https://www.nurse.or.jp/nursing/assets/statistics_publication/publication/2023/work-efficiency-report2023.pdf (2023.11.1 閲覧)

3 排泄ケアに関する業務改善のエビデンス ——定時のおむつ交換回数は減らせるのか？

特定医療法人財団松圓会 東葛クリニック病院 看護部 主任／
皮膚・排泄ケア特定認定看護師
浦田 克美

Summary

排泄ケアは、対象者の自尊心や羞恥心に直結する看護です。排泄ケアに関する業務改善を行う際は、おむつ利用者の快適性を担保しつつ、負担軽減や効率性を考えることが必要です。本稿では、その手助けとなるおむつ交換に関するエビデンスを紹介します。

はじめに

　食事と排泄は、生命の営みに欠かせない日常生活行動です。食事は1日のうち朝昼夜と3回ですが、排泄は何回でしょうか？

　成人の場合、通常の1日排尿量を1,500mL、1回排尿量150mLと考えると、排泄回数は10回です。年齢や飲水量によっても異なりますが、食事よりも頻繁に発生します。しかし、一度入院すると、食事と同様におむつ交換も決まった時間に行われます。なぜでしょうか？　そして、その慣習はいつから始まったのでしょうか？

　本稿では、定時のおむつ交換回数に焦点を当て、その背景を看護師とおむつの歴史を通して考察します。また、おむつ交換を1日に3回行うと仮定した場合の影響に関するエビデンスも紹介します。最後に、これらの考察を総合し、将来のおむつ交換のあり方について述べていきます。

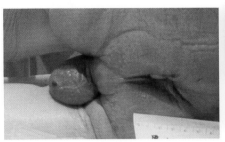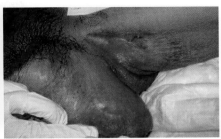

IAD の症状：発赤（紅斑）・びらん・潰瘍・かゆみ・痛み

 写真 1 失禁関連皮膚炎（IAD）

なぜ定時のおむつ交換をしているのか？

定時のおむつ交換の目的

　おむつは、疾病や身体機能の低下、未熟などにより排泄行動がままならない場合に使用する、排泄物の吸収体です。おむつ利用者に多く発生するスキントラブルに失禁関連皮膚炎（IAD；Incontinence Associated Dermatitis、**写真 1**）があります。排泄物を吸収した紙おむつによって、皮膚は浸軟しバリア機能を低下させ、発赤やびらんなどが発生します[1]。したがって、おむつ交換の目的は「おむつ利用者の快適性」と「スキントラブルの予防」です。現在では紙おむつの高分子吸収体の機能向上とおむつ構造の工夫により、排尿後の皮膚の浸軟や不快感はかなり改善しています。

　とはいえ、排泄ごとにおむつを交換するほうが快適なのはいうまでもありません。しかし、ケア提供者に対しておむつ利用者の人数が多い医療機関や介護施設では難しいのが現状です。所要時間に関する研究では、定時のおむつ交換は 52 分間であったのに対し、随時では、交換回数も増え、90 分間に増えたとの報告があります[2]。

　以上のことから定時のおむつ交換の目的は、やはり「作業効率」といえるでしょう。

定時のおむつ交換回数の調査結果

　医療機関や介護施設において、定時のおむつ交換は1日に何回行われているのでしょうか。1996年に報告された医療機関の研究では、定時のおむつ交換は「平均1人1日午前9時から午後5時までで平均3.25回」でした[2]。

　単純計算すると、約2〜3時間ごとに1日8〜12回、定時のおむつ交換を行っていたことになります。その約10年後の介護施設の調査では、「98.7％が定時おむつ交換を行っており、おむつ交換回数の中央値は1日に5回で、平均時間は4.8時間」でした[3]。現在は、1日平均4〜6回（4〜6時間ごと）のおむつ交換が標準回数のようです。

　2020年頃からは新型コロナウイルス感染症（COVID-19）の感染拡大に伴い、接触回数を減らすケアが検討されるようになりました。おむつに吸収量の多い高吸収のインナーパッドを使用し、おむつ交換回数を減らす傾向にあります。

定時のおむつ交換の背景と未来の社会問題

　時間を決めておむつ交換をするようになったのは、いつからでしょうか。明確な記述は見つけられませんでしたが、筆者は日本の看護師が社会的に役割を確立するまでの歴史とおむつの進歩が影響しているのではないかと考えています。

「看護は看護婦の手で」

　戦後の日本は敗戦国となり、食糧難の中で、発疹チフスやコレラなどの外来伝染病が大流行していました。アメリカは、日本の社会復興のために公衆衛生の必要性を説き、免許を取得した看護師が看

護をするよう指示しました。当時は、付き添い婦が患者の食事や寝具を持ち込み日常生活の世話をしていました。それまでの看護師の主な業務は「診療の補助」だったのです。GHQ の支援を受けて1950 年に完全看護、1958 年には基準看護が制定され、現代につながる看護業務が整備されたのもこの時期です。「看護は看護婦の手で」をスローガンに看護師の「業務独占」を確立するまでには 40年の歳月を要しました。

　一方、現場で働く看護師たちにとっては「療養上の世話」も担うようになり、慢性的な看護師不足に陥ってしまいました。看護の役割拡大に伴い需要が増え、看護師の供給が追いついていないのは現代と同じ構図です。このような背景から、効率性を重視して、決まった時間におむつ交換が行われるようになったと推察します。

紙おむつの進歩

　紙おむつは、1974 年にアメリカで自重の約 1,000 倍の水を吸収できる高分子吸収体（**写真 2**）が開発されてから、急激に機能が向上しました。この開発はおむつ業界だけでなく「療養上の世話」を

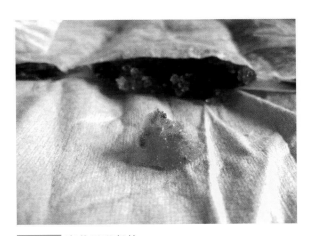

写真2 高分子吸収体

行う看護師の業務効率化や女性の社会活動などにおいて、多大な影響を与えました。

　1980年代に高分子吸収体を使用したフラット型おむつが登場し、1985年には初の大人用テープおむつ「はれやかサルバ」（白十字）が発売されました。1988年から1990年代にかけて紙おむつが大量生産され、布おむつよりも安価になったことで一般大衆化しました。布おむつを洗濯して再利用するよりも、使い捨てできる紙おむつは、ケア提供者の効率性を飛躍的に上げたのです。

紙おむつ利用者の増加による社会問題

　社会の超高齢化に伴い、大人用紙おむつの生産量は2020年には乳幼児用を上回り、市場は拡大しています。紙おむつの使用人口は、2030年には総人口に対して6.2%（大人459万人）、2040年は7.0%（大人522万人）の予測値[4]が国土交通省から報告されています。一方で、紙おむつ利用者の増加は同時に、使用済み紙おむつの廃棄量増加を意味します。現在、日本では使用済み紙おむつは焼却しています[5]。そこで、社会問題となっているのは、排泄物を含み4倍の重量となった紙おむつの輸送コストと、排泄物を含んだおむつの燃料コストの増加です。もちろん、焼却に伴う環境問題も外せません。

　今後、紙おむつ利用者の増加は確実であり、紙おむつの販売価格の上昇は免れないでしょう。1990年代は大量生産のため紙おむつの価格は低下しましたが、現代では価格の上昇が危惧されています。気軽に紙おむつを使い捨てられない未来が迫っていることも認識しておくべき事実です。

定時のおむつ交換回数を減らした場合の影響

　ここからは、定時のおむつ交換を1日に3回と仮定した場合、おむつ利用者およびケア提供者に与える影響についてエビデンスとともにまとめました。

おむつ利用者が受ける影響

◆スキントラブルのリスク

　おむつ内皮膚の真菌感染や発赤、びらんなどを呈するIADは、排泄物で汚染したおむつを長時間装着すると発生リスクが高くなります。発生率は褥瘡より高く、国内では54.3%[6] です。これはおむつの交換回数と相関しそうですが、医療機関で行った研究報告によると、夜間のおむつ交換を2回から1回に減らしてもスキントラブルの発生には有意な差はありませんでした[7]。NICUの乳幼児対象の研究においても、おむつ交換間隔を3時間ごとの群と6時間ごとの群では、臀部の皮膚pH、TEWL（皮膚から失われる水分量の指標）に差はなく、スキントラブルも発生しませんでした[8]。ブラジルの高齢者を対象にした研究では「IADや褥瘡予防のために最低6時間ごと1日に4回のおむつ交換が必要」[9] とあり、IAD予防の観点からおむつ交換回数は1日4回、6時間ごとが望ましいといえます。さらに、微温湯と洗浄剤の併用でIADの発生が有意に減少する[10] ため、おむつ内の皮膚を排泄物から守るために撥水保護剤を使用した丁寧なスキンケアが必要です。

◆排泄物のわき漏れ

　紙おむつから排泄物が漏れ出す原因は3つあります。

　1つ目は吸収量の不一致です。紙おむつのパッケージに「吸収回

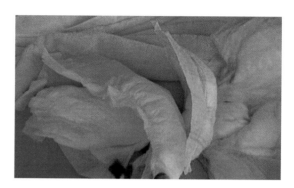

写真3 男性の三角巻きの重ね付け

数の目安：排尿○回分」と記載されているのをご存知でしょうか？紙おむつの吸収量は、1回排尿量150mLで統一されているため、3回分であれば450mLの吸収目安となります。ときどき吸収量450mLのインナーパッドを2枚重ね当てされている状況を見かけますが、インナーパッドは防水のバックシートがついているため、2枚当てても吸収量は450mLのままです。2倍の吸収量にはなりません。したがって、排尿量に対してインナーパッドの吸収量が伴わず、わき漏れしてしまいます。交換回数を1日3回にする場合は、単価はやや高めですが高吸収のインナーパッドを使用しないと吸収量の不一致を招いてしまいます。最近では、排尿12回分の高吸収のインナーパッドが販売されています。吸収量の目安は1,800mLです。

　2つ目は、不適切なおむつの当て方です。男性の三角巻きは顕著です。臨床では、陰茎に300mL程度の安価なインナーパッドを三角に巻いて重ね付けする方法（**写真3**）を見かけます。パッド交換は短時間で済みますが、防水のバックシートがあるため蒸れやすく、陰嚢や鼠径部の真菌感染リスクが高まります。そのうえ、三角に折ると吸収量が約3分の1に減少するため、尿を吸収しきれず、吸収量の不一致でわき漏れしやすくなるのです。おむつ利用者のお

むついじりは、このような不快感を回避するための行動かもしれません。大人用紙おむつは、アウターとしてのテープおむつの中に、交換回数と吸収量を合わせたインナーパッド1枚を使うのが正しい方法です。

　3つ目は排便コントロール不良です。2019年に、慢性便秘者は「非便秘者に比べて全死亡率が12%高い」という、慢性便秘と死亡率の相関が報告[11]されて以降、日本でも下剤だけでなく各方面から便秘対策が検討されるようになりました。しかし、大腸刺激性下剤の過度な使用が依然として見受けられます。4日間排便がなければ大腸刺激性下剤を投与し、大量の水様便によって汚染されたシーツを交換した経験のある看護師は多いのではないでしょうか。水様便が排泄されると、紙おむつの表面材が目詰まりし、吸収量が低下します。そのため尿も吸収されず、わき漏れしやすくなります。一般的な紙おむつは構造上、便の吸収はできません。適切な便秘分類のアセスメントをもとにした便性コントロールが必要です。

ケア提供者が受ける影響
◆業務時間の短縮化とコスト削減

　おむつ交換に要する時間は、対象者の体型や体格によっても変化しますが、先行文献[12]によると1人につき約3～5分程度でした。興味深いのは、「おむつ交換人数が1人増えるごとに、おむつ交換時間が20秒ずつ延長する」ということです。

　確かにおむつ交換は人が行うため、徐々にペースが落ちてくるのは想像に難くありません。たとえば、病棟内におむつ利用者が20人入院していた場合、3分でおむつ交換しても、最低60分以上の時間を要します。

　もし、定時のおむつ交換が1回減れば、この時間をほかの看護業

務に使用できるため、かなりのコスト削減です。

　介護老人保健施設の研究では、高齢者の入眠は 20 〜 2 時に最も眠りが深くなるため、23 時のおむつ交換を省略したところ、月間約 35,000 円のおむつコストが削減できたとの報告があります [13]。紙おむつ代はもちろん、おむつ交換に伴い消費する資材や廃棄コストの削減にもなります。

　安価な紙おむつを重ねづけしても、重ねた隙間から排泄物が漏れてしまえばコストは高くなります。吸収量の多いインナーパッドは比較的高価ですが、交換回数を減らすことでランニングコストを下げることが可能です。

◆腰痛軽減

　看護・介護者の腰痛は多く、休業 4 日以上の職業性疾病のうち 6 割を占める労働災害となっています。おむつ交換は、腰に大きな負担がかかります。おむつ交換を行う際、ケア提供者は平均 70 度の前傾姿勢で約 3 分間作業しているそうです。おむつ交換と腰部負担に関する研究では、「おむつ交換時の各工程における腰部前傾角度の平均値が約 10 度ずつ減少し、所要時間が約 20 秒ずつ増加する」との報告 [14] がありました。

　おむつ利用者の人数と回数に比例してケア提供者の腰部負担は大きくなり、無意識に自分の体幹を起こすなどの、腰部負担を逃そうとする行動が増えます。そのため、おむつ交換の時間が延長するのは納得です。腰痛対策としては、ベッドの高さを上げてから作業することが推奨されています。しかし実態は、ベッドを上げ下げするための時間も惜しんで、おむつ交換をしているのではないでしょうか。ベッドに片膝を乗せておむつ交換する工夫もありますが、交換回数や対象人数が減れば、腰痛の回避につながるはずです。

◆病室内の臭気

気持ちよく食事してもらうために、食前におむつ交換をする考えがあります。おむつ交換のにおいに関する研究[15] では、おむつ交換時に発生する排泄物の臭気は終了後1分40秒から4分間、病棟内に滞留し、その後16分経過しても開始時の臭気レベルには回復しないそうです。「おむつ交換した看護師の行動が臭気を拡散し、臭気を許容レベルまで下げるには計算上16〜24倍の換気量が必要であった」という結果もあります。食前のおむつ交換が、食欲低下を招く可能性もはらんでいるのは興味深いです。

このほか、ある介護施設で行われた寝たきりの入所者の排尿パターンの研究では、「排尿のピークは食後30分以内であった」と報告されています[16]。

輸液をしている場合は例外ですが、これらの報告を考慮すると、おむつ交換の時間は食後に設定したほうがよさそうです。

IT を活用した効率化

ここまで、定時のおむつ交換を1日3回に仮定し、それぞれが受ける影響を総合的に考察しました。その結果、おむつ利用者のスキントラブル発生と快適性を低下させるリスクが高いというのが率直な感想です。

そこで、定時の交換の回数だけでなくタイミングも考慮したうえで、効率化を考えてみました。提案したいのはITの活用です。最近は、排泄物のにおいをセンサーで感知し、吸収量に合わせた交換のタイミングを知らせるIT機器「ヘルプパッド2」（aba）が販売されています。排尿ごとではなく、使用している紙おむつの吸収量に合わせて交換のタイミングを可視化できるのが特徴です。したがって、おむつ交換の時間だからといって、排尿量の少ない人や排

泄していない人のおむつを開ける必要がありません。全員に機械的にではなく、限定したおむつ交換ができるのは、新しいおむつ交換のあり方なのかもしれません。

まとめ

　業務改善の側面から、定時のおむつ交換に焦点を当て、1日何回まで減らせるのか？　という問いを立てて、定時のおむつ交換を1日3回に仮定し、エビデンスをもとに考察しました。

　結果、おむつ利用者の快適性の担保が難しいため、高吸収のインナーパッドと撥水保護剤を用いたスキンケアを行ったうえで、1日に4回が妥当と考えます。さらにITを活用すれば、定時のおむつ交換回数は1日4回としても、排泄状況に合わせて1日2～3回で対応できるおむつ利用者を同定できます。もちろん、その逆も然りです。

　決められた一定の時間におむつ利用者全員のおむつ交換をするのではなく、ITを活用して排泄状況に合わせてその都度間引く。これが今後の社会問題に対応した新しいおむつ交換のあり方ではないかと考えます。IT導入時の初期コストは要しますが、就業人口の減少とケア提供者の高齢化を考えると費用対効果は期待できます。

　最後に、忘れてはならないのが看護師としての専門性とおむつ利用者の快適性です。看護師が行う排泄ケアとしてのおむつ交換は、単に汚れ物を取り替えることではありません。皮膚や排泄物の観察による異常の早期発見や、呼吸の支援や関節拘縮予防など幅広く多様な要素を持った援助です。先陣の看護師たちが確立した社会的役割を次世代へつないでいかなくてはなりません。

　今回は、業務改善をベースに効率性に焦点を当てて述べました

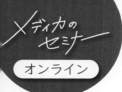

メディカの
セミナー
オンライン

見て理解＆即実践！いつでも・どこでも・何度でも！

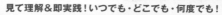

最新のラインナップは
セミナーTOPページへ！
https://store.medica.co.jp/

🔍 #キーワードで検索できます

受講料：スライド資料ダウンロード 6,000円（税込）　　視聴期間：受講証メール受信日より30日間

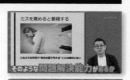

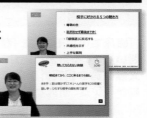

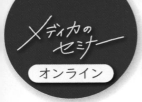

メディカのセミナー
オンライン

最前線で活躍中の
スペシャリストたちが
ていねいに解説!

最新テーマのおしらせは
Instagramをフォロー!

受講料：スライド資料ダウンロード 6,000円(税)
視聴期間：受講証メール受信日より30日間

看護主任のための
求められる役割とコミュニケーション
〜チーム力を高める3つのポイント〜

「リーダーシップ」「伝え方・教え方のコツ」
「メンバーの信頼関係をどう築いていくか」
大事なところだけをポイント解説!

収録時間：約130分　スライド資料：23ページ

講　師　山本 武史 ポテンシャルビジョン 代表

詳細・
お申し込みは
こちら!
チラ見も
できます!

研究プロセスがよくわかる! 看護研究はじめの一歩
初学者向け／つまずきの解決策／テーマ設定／文献検索／
研究デザイン／発表資料作成

「臨床でのギモン」を「看護研究としての
問い」にする方法を紹介。
文献検討や研究計画書立案のコツが
わかるから、研究が進めやすくなる!

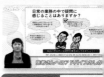

収録時間：約90分　スライド資料：31ページ

講　師　大内 紗也子
京都大学医学部附属病院 看護部／がん看護専門看護師

詳細・
お申し込みは
こちら!
チラ見も
できます!

※2023年12月現在の情報

なぜ**短時間**で**情報収集**ができるのか？

理由 その1

知りたいことを**2ステップ**で簡単に**検索できる**から

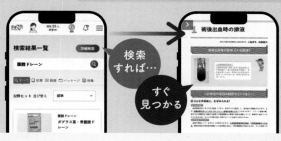

検索すれば…

すぐ見つかる

FitNs.ユーザーの**70%以上**の人が
調べもの学習の時間が
10分の1以下になったと実感！

※FitNs.利用者における自社調べ（2022.5実施）

10分の1以下

理由 その2

**見つけた情報が
確実でわかりやすい**から

記事はすべて専門誌に掲載済みで、
図解やイラストも豊富！

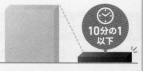

まずは
無料プランで
お試し！

**短時間の動画、
オーディオブックも**随時更新中！

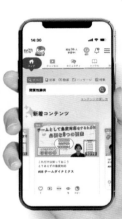
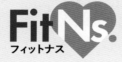

が、排泄ケアは、対象者の自尊心や羞恥心に直結する看護です。おむつ利用者の快適性を担保しつつ、専門家という立場で必要な看護を必要なタイミングで提供できるような業務改善をしていきたいと考えます。

引用・参考文献
1) 日本創傷・オストミー・失禁管理学会. IAD ベストプラクティス. 東京, 照林社, 2019. 40p.
2) 鳥羽研二ほか. 薄膜型排尿センサを用いた、高齢者機能性尿失禁患者の排尿にともなう QOL 改善の試み. 日本老年医学会雑誌. 33 (9), 1996, 681-5.
3) 市川佳映ほか. 介護療養型医療施設における IAD の有病率および看護ケア、組織体制との関連. 日本創傷・オストミー・失禁管理学会誌. 19 (3), 2015, 319-26.
4) 国土交通省. 紙オムツ使用状況の推計.
https://www.mlit.go.jp/common/001272510.pdf (2024.1.10 閲覧)
5) 環境省. 令和4年度使用済紙おむつ再生利用等に関する調査業務報告書. 2023.
https://www.env.go.jp/content/000128829.pdf (2024.1.10 閲覧)
6) 前掲書 1), 6.
7) 坂口大和ほか. 中途覚醒予防に向けた深夜のおむつ交換回数の検討. 日本看護学会論文集：老年看護, 44, 2014, 31-4.
8) Debra H Brandon, et al. Impact of diaper change frequency on preterm infants' vital sign stability and skin health：A RCT. Early Human Dev. 164, 2022, 105510.
9) Bitencourt GR, et al. Practice of use of diapers in hospitalized adults and elderly：cross-sectional study. Rev Bras Enferm. 71 (2), 2018, 343-9.
10) 前掲書 3)
11) Keiichi Sumida, et al. Constipation and risk of death and cardiovascular events. Atherosclerosis. 281, 2019, 114-20.
12) 正源寺美穂ほか. 要介護高齢者のおむつ交換に伴うケアスタッフの腰部前傾角度変化による腰部負担の解明. 老年看護学. 11 (1), 2006, 39-46.
13) 矢田真奈美ほか. 定時オムツ交換回数削減によるコスト削減とケアの質の関係について. 月刊地域医学. 20 (10), 2006, 930-3.
14) 前掲書 12)
15) 板倉朋世ほか. 高齢者のおむつ交換時における排泄物の臭気特性に関する研究. 日本建築学会環境系論文集. 73 (625), 2008, 335-41.
16) 井関智美ほか. 寝たきり高齢者にみられた規則的排尿パターンとその特徴. 日本生理人類学会誌. 14 (3), 2009, 97-107.

WOCNの視点からみた
体位変換・ポジショニングに関するエビデンス

東京医療保健大学立川看護学部 成人・老年看護学領域
准教授／皮膚・排泄ケア特定認定看護師
内藤 亜由美

| Summary |

体位変換やポジショニングのケアは、医療機器の進歩やエビデンスの蓄積に伴って進化を続けています。本稿では、これらのケアに関する業務改善を行う際、知っておきたいエビデンスについて4つの問いを立てて解説します。

褥瘡の定義と外力の管理

　褥瘡とは、身体に加わった外力によって骨と皮膚表面の間の軟部組織の血流が停止し、この状況が一定時間持続することで組織が不可逆的な阻血性障害におちいり生じる病態です[1]。この定義からわかるように、褥瘡発生の直接の原因は外力であり、褥瘡の予防・治療には外力を減少させることが重要です。外力を減少させる方法には、外力の大きさを減少させる方法と外力が加わる時間を短くする方法があり、具体的なケア方法には体圧分散用品の使用、体位変換、ポジショニングがあります。

　患者の生活を24時間支える看護師にとって、褥瘡予防ケアは基本的で重要な看護ケアのひとつです。褥瘡予防方法として「しわのないベッドメイキング」、「2時間ごとの体位変換」などを一意専心に努める場面にも遭遇しますが、近年、優れた体圧分散マットレス

の開発や看護理工学の研究成果により、看護ケアの見直しが進んでいます。また、地域医療構想によって在宅療養者が増加したことで、安全で患者個々の状態・状況に応じた、かつ介護者の負担軽減も考慮された体位変換、ポジショニング方法が求められるようになりました。本書のテーマである業務改善を検討するうえで知っておきたい、体位変換とポジショニングの定義[2]を以下に示します。

> **体位変換（Changing position）**：ベッド、椅子などの支持体と接触しているために体重がかかって圧迫されている身体の部位を、身体が向いている方向、挙頭の角度、身体の格好、姿勢などを変えることによって移動させることをいう。
>
> **ポジショニング（Positioning）**：運動機能障害を有する者に、クッションなどを活用して身体各部の相対的な位置関係を設定し、目的に適した姿勢（体位）を安全で快適に保持することをいう。

　ここからは、上記の「安全で快適」な褥瘡予防のための体位変換とポジショニングについて解説します。

体位変換は 2 時間ごとに必要か？

　田中によると、日本の臨床に「2 時間ごとの体位変換」が定着したのは、60 年以上前にさかのぼる海外の動物実験がもとになっており[3]、国内のほとんどの教科書に「2 時間ごとの体位変換」が記載されるようになりました。しかし現在では 2 時間ごとの体位変換には根拠がないといわれています。

　2 時間ごとの体位変換が見直された背景には、優れた体圧分散マットレスの開発があります。日本褥瘡学会「褥瘡予防・管理ガイドライン」では、体位変換に対して次のようなクリニカル・クエスチョンに対する推奨が示されています[4]。

CQ12　高齢者に対する褥瘡の発生予防のために、体圧分散マットレスを使用したうえでの4時間を超えない体位変換間隔は有用か？

【推奨文】

高齢者に対する褥瘡の発生予防のために、体圧分散マットレスを使用したうえでの4時間を超えない体位変換間隔を提案する。【推奨の強さ：2B*】

CQ13　人工呼吸器を装着した重症集中ケアを受ける患者に対する褥瘡の発生予防のために、体圧分散マットレスを使用したうえでの4時間を超えない体位変換間隔は有用か？

【推奨文】

人工呼吸器を装着した重症集中ケアを受ける患者に対する褥瘡の発生予防のために、体圧分散マットレスを使用したうえでの4時間を超えない体位変換間隔を提案する。【推奨の強さ：2B*】

＊推奨の強さ：2B…効果の推定値が推奨を支持する適切さに中等度の確信があり、行うことを提案する

国際ガイドラインのエビデンス

　国際ガイドラインでは、体位変換の時間間隔に関する記載はなく、体位変換が禁忌の状態でなければ褥瘡発生リスク状態にある患者に対して、患者の全身状態、病態生理、治療、活動性・可動性など患者一人ひとりの状態に合わせた体位変換を推奨しています[5]。表1に、NPIAP/EPUAP/PPPIAによる合同ガイドラインで体位変換の頻度についてアセスメントすべき項目としてあげられている項目と、臨床における場面や注意点をまとめました。

　大切なことは、「2時間ごと」「4時間ごと」という時間ばかりが独り歩きするのではなく、患者の褥瘡リスクアセスメントを行い、危険要因や病態を考慮し、適切な体圧分散マットレスを選択・使用したうえで、体位変換の頻度を計画することです。高度な機能が備わったマットレスを使用していても2時間の体位変換で反応性充血が生じるケースでは、2時間未満で皮膚の観察と圧迫が加わる部位を変化させる必要があります。介護者の睡眠も確保しなければなら

表1 体位変換頻度に考慮すべきアセスメント項目と臨床での場面・注意点

アセスメント項目	場面・注意点
活動性	離床可能な場合は、日中はベッドから離れる時間をつくるなど
可動性 自力体位変換能力	ベッド上で患者自身が適切な体位変換ができる場合は、ポジショニングピローを必要以上に使用することで患者自身の動きを妨げる場合があるので、患者の自力体位変換能力を観察するなど
皮膚や組織の耐久性	皮膚の基礎疾患や長期ステロイド内服患者、るい痩が著明な場合、体位変換間隔を延長することは危険な場合があるので、注意深く皮膚の反応性充血を観察して体位変換の時間を計画するなど
一般的な病状	多発骨折や脊髄損傷の急性期、循環動態などから体位変換に治療上の制限がある場合は、医師と検討し、スモールチェンジ法を取り入れるなど
治療目標	安静・安楽を最優先目標とする場合は、褥瘡好発部位を観察しながらスモールチェンジ法など可能な方法を行うなど
快適さ	不自然な体位は筋緊張を招くため、体軸のねじれが生じないように整え、適切にポジショニングピローを使用しリラックスできる姿勢を保持する
痛み	疼痛の部位・程度を観察し、疼痛の誘発体位は避ける。スモールチェンジ法を取り入れるなど

文献5）を参考に作成

ない在宅療養の場においては、質のよい体圧分散マットレスを使用しながら体位変換の間隔を長くするケースもあります。

 ## 体位変換機能つき体圧分散マットレスは有効か？

　2013年には田中ら[6]により、患者の睡眠を妨げず安楽を尊重することや在宅療養での介護者の負担軽減と、褥瘡好発部位の有効な除圧を両立する方法として、スモールチェンジ法による体位変換がわが国に紹介されました。その後、自動スモールチェンジ機能を搭載した体圧分散マットレスが開発され、寝たきり高齢者において適用の可能性が検討され、円背・上下肢の拘縮がなければ除圧効果が得られ[7]、夜間の体位変換を6時間ごとにしても褥瘡予防効果が得られることが示唆されました[8]。

　筆者は自動スモールチェンジ機能つき体圧分散マットレスを在宅

療養患者以外にも、救命救急の重症集中治療室で使用しています。対象になるのは、多発外傷により多数の創外固定を行っている患者や、脊髄損傷の急性期で体位変換の角度に制限がある患者、疼痛コントロール中の患者などです。

　体位変換は、褥瘡予防という視点のみならず、患者の苦痛の緩和や安楽、そして介護者の生活にもアセスメントの視点を広げ、身体的、心理的、社会的、そして患者一人ひとりの尊厳を守る方法の選択に発展しています。

ベッドメイキング時、シーツはピンと張っているほうがよいか？

　「褥瘡予防・管理ガイドライン」の前述した2つの推奨文には「体圧分散マットレスを使用したうえで」と記載されていますが、体圧分散マットレスの効果を得るためにはベッドメイキングの方法にも注意が必要です。

　一般に基礎看護技術では、シワをつくらないようにシーツはピンと張って、シーツの角はコーナー処理を行う方法が推奨されています。臨床においては、シーツの崩れを防ぐためにシーツの角を結ぶ方法もとられています。ところが松尾ら[9]の研究によると、シーツをピンと張ると患者の臀部がエアマットに沈み込む際にハンモック現象が生じ、エアマットレスの効果を低減させるという結果が示されました。エアマットレス使用時はシーツにゆとりを持たせたベッドメイキングを行うことで、ハンモック現象を防ぐことが必要だということです。しかしながら、どのくらいゆとりを持たせると効果的なのかは不明であり、たるんだシーツの見た目の悪さも否めません。そこで最近では、伸縮性に富みハンモック現象を防ぐエアマットレス用のシーツが開発されています。このような製品を使用する

ことで、手間と時間をかけず、ハンモック現象を防ぎながら見た目も美しいベッドメイキングが可能になります。

 ## 踵部の褥瘡を予防するには腓骨部に枕を入れるのがよいか？

　踵部の褥瘡予防のためにポジショニングピローを用いて踵部を挙上する方法は、日常的に行われるケアです。しかし、このケアが下肢潰瘍の原因となる場合があります。日本循環器学会/日本血管外科学会合同「2022年改訂版末梢動脈疾患ガイドライン」[10] によると、末梢動脈疾患のリスクファクターとして、喫煙、糖尿病、脂質異常症、心疾患、脳血管疾患、慢性腎臓病などが提示されています。これらのほかに、重症集中治療の場でノルアドレナリンを使用しているときや痛みを訴えられない寝たきり高齢者に対し、下肢にポジショニングピローを使用する場合は細心の注意が必要です。

　前述したNPIAP/EPUAP/PPPIAによる合同ガイドライン[11] では、踵部の褥瘡予防について全身の体位変換・ポジショニングとは別に推奨項目をあげており、改めてアセスメントとケアの重要性を述べています。アセスメントとしては、下肢の挙上を行う前に血流状態の評価を行うこと、踵部の圧迫を防ぐ場合は、アキレス腱部や膝下部などに限局的にポジショニングピローを使用するのではなく、下肢全体の荷重を分散することを述べています。膝下や大腿部の下に空間ができないようにポジショニングピローを使用すると下肢全体で圧分散できます。下肢の下に隙間がないようなポジショニングを行うと、患者も安楽であり身体の緊張が取れます。

　踵部の褥瘡予防で下肢を挙上する場合は、挙上する前に下肢末梢動脈疾患のリスクファクター保有者かどうか確認を行い、高齢者やリスクファクター保有者の場合は足背動脈・後脛骨動脈の脈拍を触

知やドップラー検査で確認し、触知または聴取できない場合は医師へ報告して足関節上腕血圧比（ABI；Ankle-Brachial Index）などで血流評価を検討します。下肢の挙上は、下肢の下に空間ができないように下肢全体を支えるようにポジショニングピローを使用し、リスクファクター保有者や下肢の血流低下を認める場合は、さらなる血流低下防止と疼痛軽減のため、踵部の挙上を1〜2横指程度とし、下肢を高く挙上しないようにすると、下肢挙上による褥瘡発生を予防できると考えます。

◈ まとめ

　適切な体位変換やポジショニングを実践するためには、教育と併せて適切なケア用品が必要です。体圧分散マットレスに比べて、ポジショニングピローやシーツ、本稿では触れませんでしたが車椅子クッションなどは見落とされがちです。また、各施設におけるリネン類の洗濯契約の関係からもなかなか見直しが難しい場合もあるでしょう。

　しかしながら、業務改善を検討する際は、ガイドラインや新たな知見をもとに、安全で安楽な看護ケアの実践を最優先に考えることが大切です。同時に、ケア用品についても常にアップデートすることと、適切なケア用品を使用するための管理体制の見直しも必要だと考えます。

引用・参考文献
1）一般社団法人日本褥瘡学会. "褥瘡発生のメカニズム". 在宅褥瘡テキストブック. 東京, 照林社, 2020, 12-4.
2）一般社団法人日本褥瘡学会. 用語集「体位変換」「ポジショニング」.

3) 田中マキ子. 褥瘡予防の体位変換はすべて"2時間おき"ではない. エキスパートナース. 33 (4), 2017, 133-5.

4) 一般社団法人日本褥瘡学会. "体位変換とポジショニング". 褥瘡ガイドブック第3版. 東京, 照林社, 2023, 188-91.

5) European Pressure Ulcer Advisory Panel, National Pressure Injury Advisory Panel and Pan Pacific Pressure Injury Alliance. Prevention and Treatment of Pressure Ulcers/Injuries : Clinical Practice Guideline. 3rd edition, 2019, 115-44.
https://internationalguideline.com（2024.1.18 閲覧）

6) 田中マキ子. "体位変換の変遷". ポジショニング学：体位管理の基礎と実践. 東京, 中山書店, 2013, 14-9.

7) 土屋紗由美ほか. 寝たきり高齢者におけるスモールチェンジシステム搭載型エアマットレスの適用可能性の検討. 看護理工学会誌. 5 (2), 2018, 136-41.

8) 臺美佐子ほか. スモールチェンジシステム搭載型エアマットレス導入による褥瘡予防効果；長期療養型施設におけるパイロットスタディ. 日本創傷・オストミー・失禁管理学会誌. 22 (4), 2018, 357-62.

9) 松尾淳子ほか. ベッドメーキングの違いがエアマットレスの圧再分配機能に及ぼす影響. 日本創傷・オストミー・失禁管理学会誌. 17(1), 2013, 33-9.

10) 慢性下肢動脈閉塞（下肢閉塞性動脈硬化症）. 日本循環器学会/ 日本血管外科学会. 2022年改訂版末梢動脈疾患ガイドライン. 2022, 25-6.
https://www.j-circ.or.jp/cms/wp-content/uploads/2022/03/JCS2022_Azuma.pdf（2024.1.12 閲覧）

11) 前掲書 5), 145-54.

教育からはぐくむ業務改善意識

5

大阪公立大学大学院 情報学研究科 医療看護情報システム研究室 教授
真嶋 由貴惠

Summary

業務改善意識をはぐくむためには、看護基礎教育や臨床看護師研修の取り組みにも目を向けることが必要です。本稿では、筆者が行っている授業や新しい自己学習システムについて紹介します。

はじめに

2019年4月1日から順次施行されている「働き方改革関連法（正式名称：働き方改革を推進するための関係法律の整備に関する法律）」により、看護師に対してもほかの分野・業界と同じように2020年4月から働き方改革が実施されています。また、人命に関わる業務の特殊性を鑑みて医師に関しては5年の猶予が設けられていましたが、2024年4月1日から医師の働き方改革が開始されます。それにより看護師等へのタスク・シェアが行われ、業務が拡大するだろうことは容易に想像できます。さらに、少子高齢化の中で高齢者の増加と生産年齢人口の減少が進むことにより、看護師の人材不足に拍車をかけることになると考えられます。

このようなことから、看護基礎教育や臨床看護師研修においても現在の看護業務の課題を洗い出し、改善する意識を身につけることはとても大切だと考えます。

筆者は看護師として働いていたとき、看護業務の忙しさを解決するために情報学を学ぶ道を選びました。その経験もあり、教職になってからは「看護・医療へのICTの活用を考える」アクティブラーニング型授業を実施しています。さらに、質の高い看護教育を提供するためにICTを活用した看護学習システムの開発に取り組んでいます。

　本稿では、一般的に考えられる看護師の働き方を改善する取り組みアイデアを概観し、筆者が実践している「看護・医療へのICTの活用を考える」授業と、看護技術教育における指導者不足を補うための自己学習システムについて紹介します。

看護師の働き方を改善する取り組みアイデア

　看護師も医師同様、勤務形態が複雑かつ不規則であるため、労働時間の正確な把握のために看護師の勤務形態にマッチした勤怠管理システムの導入などが求められます。また、ハードな看護師の業務負担を軽減するための取り組みも欠かせません。たとえば看護業務を見える化し、改善点を明確にできるようなITツールやシステムを導入することは、業務の効率化と業務負担軽減につながります。

　さらに業務のタスク・シェアを進めることも有効です。看護師にしかできない業務以外は、准看護師や看護補助者、医療クラークを活用して分業できるようにします。日本看護協会の「看護チームにおける看護師・准看護師及び看護補助者の業務のあり方に関するガイドライン及び活用ガイド」[1]では、看護職、看護補助者の定義や業務を明確にしているので参考にしてほしいと思います。

　そのほか、出産・育児・介護などのライフイベントをはじめリスキリングなど多様な働き方に対応するため、フレックスタイム制や

フリーランス、夜勤免除、時差出勤、国内外の研修制度などを受け入れることで、看護師一人ひとりの事情や価値観にも対応しやすくなります。

「看護・医療への ICT の活用を考える」授業

　ここからは、筆者が行っている授業内容を紹介します。この授業は、業務改善意識を培う方法のひとつとして参考になると考えます。

授業概要

　現代社会において、インターネットをはじめとする ICT（Information and Communication Technology）はなくてはならないものとなっています。

　本科目は、高度情報通信ネットワーク社会形成に関する政策や電子カルテを含む保健・医療・看護分野における ICT 化の状況を知り、現状の医療分野での課題を発見し、それに対する今後の解決策を考え、実践の一歩を踏み出せるような内容となっています。

到達目標

（1）高度情報通信ネットワーク社会の形成を目指すわが国の状況と政策について理解し、説明できる。

（2）看護実践に必要なコンピュータ科学、情報ネットワークシステム、情報倫理などに関する基礎的な知識と技術を復習・習得し、活用できる。

（3）患者・家族（対象者）と看護職・医療職にフレンドリーな看護・医療・保健情報システムを提案することができる。

授業方法と内容

（1）医療の情報化に関連する内容の講義

　①看護と情報

　②高度情報通信ネットワーク社会形成に関する政策

　③保健・医療・看護分野における ICT 化の事例紹介

　④コンピュータ科学（コンピュータの歴史、ハードウェア、ソフトウェア、アナログとデジタル、インターネット）

　⑤保健・医療・看護情報の電子化・標準化（電子化・標準化の意義）

　⑥看護教育・患者教育支援システム（e ラーニングの意義、e ラーニングの実践例）

（2）今日のニュースの発表

　　看護や医療における ICT や異分野技術の活用に関するニュースを調べて発表する。発表内容とプレゼンテーション力をピアレビューする。

（3）グループワークおよびプレゼンテーション、評価

　　「あったらいいな！こんな看護情報システム〜サブタイトル〜」等について考え、プレゼンテーション力をピアレビューする。

（4）評価の方法

　　看護学生においては、知識テスト、今日のニュースおよびグループワークのピアレビューを合わせて評価する。

　　看護師研修においては、実施主体の評価に準じる。

看護分野の課題を解決するための ICT 活用研修と結果

　ここからは、筆者が実施した臨床の看護師に対する研修会の内容と成果を整理した研究 2) を紹介します。対象とした研修会を**表1**

表1 対象とした臨床看護師向け情報研修会

	研修名	講義名	日間	実施年度
1	認定看護管理者制度教育課程ファーストレベル	看護情報論	2	2003〜2011
2	認定看護管理者制度教育課程セカンドレベル	情報テクノロジー	3.5	2008〜2011
3	認定看護師教育課程（救急看護、脳卒中リハビリテーション看護、がん性疼痛看護）	情報管理	1	2008〜2011
4	大阪府看護教員養成講習会	情報科学	2.5	2008〜2010

に、研修内容例を**表2**に示します。これらの各教育研修では、グループワークの満足度はいずれも高い評価を得ました[3][4]。

　グループワークであげられた看護分野の課題を大まかに整理した結果を**表3**に示します。これらの課題について、各グループでICTを使ってどのように解決するかについて討議してもらい、最後にプレゼンテーションを実施しました。**表4**（88ページ）に活用したいICT等の種類を示します。

　情報化については研修の講義内容の中でアップデートしていますが、**表3**をみると臨床の課題はこれまであまり変化がなく、解決されずに残っていることがうかがえます。そこでICT活用の現状を紹介すると、臨床課題とICTを活用した解決策のアイデアが生まれ、実現可能性のあるテーマにつながることもあります。たとえば、最近ではVR・ARを活用した教育システムや、センサーを使った患者ケアなど、看護学生や看護師でなければ思いつかないであろうものや、別のアイデアコンテストで入賞した例もあります。

　このように、看護分野の課題と解決のアイデアを引き出すうえで、このような授業や研修はとても有効と考えます。筆者は授業設計をする際、必ず「課題を見つける」こと、そして自分たちはどのように「その課題を解決するのか」という問いを学習者に問いかけ

第2章 その仕事は本当に必要？ 業務改善の理論とエビデンスを学ぶ

表2 研修内容（例）

認定看護管理者制度教育課程セカンドレベル

1 目標

　わが国の医療・看護の情報化の現状を知り、施設内の情報システム化および施設間のネットワークに対する、医療情報の有効活用について学ぶとともに、看護や医療の現状を分析し、看護管理の観点から ICT（Information and Communication Technology）を活用した将来の看護情報システムを展望できる能力を身につける。

2 タイムスケジュール

	1日目	2日目	3日目	4日目
1	保健医療福祉分野の情報化：わが国の現状	看護師に求められる情報リテラシー①視覚化・プレゼンテーション技法	看護師に求められる情報リテラシー②コンピュータ＆ネットワークの仕組み	看護師に求められる情報リテラシー③情報倫理とセキュリティー
2	医療・看護へのICT活用の現状：事例紹介①	医療・看護へのICT活用の現状：事例紹介②	グループワーク③	グループワーク④
3	看護教育における情報化：eラーニング	ナレッジマネジメント		
4	グループワーク①	グループワーク②		プレゼンテーション（各グループ10分、質疑応答・評価を含む）

3 グループワークおよびプレゼンテーション

テーマ：「どうにかしたいな、こんな看護管理上の問題　〜サブテーマ〜」

1) 看護業務管理や患者支援、スタッフ教育を行ううえで、現在困っている問題点をいくつかあげる。（Brainstorming）
2) 1) の問題点について分析し、看護管理を行ううえでの問題点をグルーピングして整理する。（KJ法）
3) 整理した問題点の中から、ICTを活用すれば解決できるのではないかと考えられるものをひとつ選択して、具体的な解決法を考える。（Planning）
4) 1) 〜3) までの過程を踏まえ、必要な情報や文献を検索する。（Research）
5) 自分たちのオリジナリティを追求する。（Creation）
6) 実現可能性を視野に入れて、わかりやすく発表する。インパクトのあるサブテーマを設定する。（Presentation）

表3 看護分野の課題

カテゴリ	課題の内容（キーワード）
看護業務	看護記録、看護計画立案、多忙、応援体制、適正配置、病床管理、能力評価、指示受け、医師との連携、超過勤務、WLB（ワーク・ライフ・バランス）、胃チューブ管理、禁食管理、院内感染予防、インシデント予防
患者看護	安全、転倒転落予防、排泄介助、服薬管理、配膳、ベッドチェンジ、徘徊予防、入院オリエンテーション、退院調整、救急搬送の個人認証、自己血糖測定、自己管理、せん妄予防
看護職教育	新人、潜在、中途採用、看護助手注射技術、多重課題、やる気・動機づけ、離職予防

表4 課題を解決するために考えられる ICT 等

カテゴリ	内容
データ入力	音声、センサー、IC タグ、カメラ
データ活用	電子カルテデータの二次利用、部門間データの一元管理
データの視覚化（出力）	音声、映像、VR、3D、モバイル端末
ロボット活用	ぬいぐるみ型、ヒト型
e ラーニングシステム	ロールプレイ、ウェブベース
アプリ	スマートフォン、タブレットなど
シミュレーション	指標、感染症、看護度
連携情報支援システム	退院支援
建築・設計	病院、病棟、病室、ベッド、ポータブルトイレ、車いす、ナースシューズなど

ることを意識しています。このような学びの積み重ねにより、業務改善意識が培われることを期待しています。

 ## 看護技術習得における自己内省型学習システム

　ここからは、看護技術教育における指導者不足を補うための自己学習システムについて紹介します。教育現場における業務改善のひとつとして、参考になると思います。

自己学習システム開発の背景

　看護技術の良し悪しは、看護の質に直結します。しかし、熟練した手技には、看護職の経験的な知識や技術の暗黙性が含まれます。これは経験や勘に基づく個人の暗黙知といわれるもので、明確に言語化して表現することは難しいとされます。また、熟達してくると看護技術は無意識に実施されるようになるため、客観的な振返り（内省）がしづらく、ますます暗黙性が高まることになります。

そのような看護技術の暗黙知（コツ）伝承の困難性に着目し、看護職の経験的な看護技術のうち、注射技術の中に含まれる暗黙知を分析・解明したうえで形式知として伝えやすくし、看護学生が効果的に注射技術の習得を行えるような自己学習システムを構築するという研究を行っています。

自己学習システムの概要

自己学習システムは、内省しながら、①自分の技術手順の確認（図1）、②看護師の手本映像と自身の技術映像との比較（図2）、③自身の練習経過による各映像との比較、④学習結果の出力・確認の4段階を行う構成になっています。①〜③については、システム上で提示される質問に回答する形式で学習を進めます。検証実験の結果、従来の実習室での自己練習のみの場合に比べ、本システムで学習したほうが注射技術手順をマスターできることが明らかになりました[5]。現在は、ウェブベース版システム（N-ART）にバージョンアップし、教材追加機能を追加しています。トップページと教材リスト画面を図3（次ページ）、教材画面（手順の確認）を図4（次ページ）に示します。

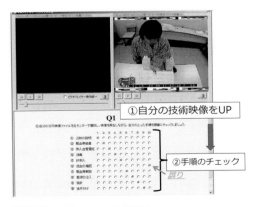

図1 手順チェック画面

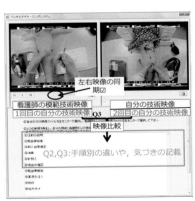

図2 技術映像比較画面

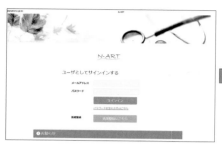
N-ART　トップ画面

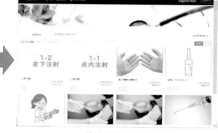
教材リスト画面

図3 ウェブベース版　看護技術自己学習システム

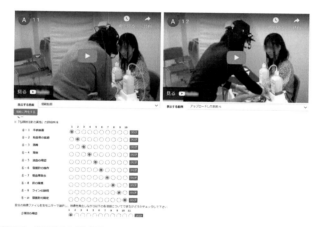

図4 教材画面（手順の確認）

まとめ

　本稿では、看護師の働き方を改善する取り組みアイデアを概観
し、筆者が実践している「看護・医療へのICTの活用を考える」授
業と、看護技術の自己学習システムについて紹介しました。

　ICT活用を考える授業で用いた「あったらいいな！こんな看護情
報システム」について考え、プレゼンテーションを行うという手法
は、看護だけではなく、あらゆる分野における課題発見と解決策の
提案について学習できるもので、業務改善意識の醸成にもつながる
と考えます。

看護技術の自己学習システムは、ただ単に動画を見て学ぶだけでなく、熟達者との技術の違いについて学習者自身に内省を促すことにより、指導者がいなくても十分に看護技術の学習が可能となります。看護教育の現場でも人材不足は深刻であり、IT の力で補えるものを活用することは業務改善や効率化、働き方改革の面からも有効なことだと考えます。

　今後続くであろう VUCA（不安定で不確実で複雑、曖昧な状況）の時代、一人でも多くの看護職が目の前の課題解決に向かって一歩踏み出すことが期待されます。そして、そのための素地を看護基礎教育や臨床看護師研修で養っていくことはとても重要なことと考えます。筆者らが行っている教育によって、学習者が能動的に考え行動できるようになり、今後の看護師の業務改革にもつながっていくことを期待しています。

引用・参考文献
1) 日本看護協会. 看護チームにおける看護師・准看護師及び看護補助者の業務のあり方に関するガイドライン及び活用ガイド. 2021年度改訂版. 2021.
https://www.nurse.or.jp/home/publication/pdf/guideline/way_of_nursing_service.pdf（2023.12.13 閲覧）
2) 真嶋由貴恵. 看護のための情報通信技術：看護サービスの質の向上を目的に. 信学技報. 114（158）, 2014, 105-10.
3) 真嶋由貴恵. 看護管理者における情報化環境やコンピュータ苦手意識等の経年変化：認定看護管理者制度教育課程対象者への実態調査から. 日本医療情報学会看護学術大会論文集. 12. 2011, 18-21.
4) 真嶋由貴恵. ワークショップ形式の１日看護情報教育研修デザインとその評価. 医療情報学. 31（Suppl.）, 2011, 1025-8.
5) Majima, Y. et al. Evaluation of an E-learning System to Support Self-Learning of Nursing Skill. Workshop Proceedings of the 19th International Conference on Computers in Education. 2011, 523-30.

法的な視点からみる
業務改善の注意点

看護師・弁護士・参議院議員
友納 理緒

　Summary

業務効率化のための業務改善を行う際には、法的な観点からも注意が必要です。本稿では、看護師や医師の「業務独占」の範囲、医師による「具体的指示」と「包括的指示」の違いなどについて解説します。

 ## はじめに

　超高齢社会が進展する中、医療・介護の需要が必然的に高まりますが、他方で、少子高齢化による労働力減少は、医療・介護界においても深刻な課題です。この人材不足の問題に対処するためには、看護職員確保対策とあわせて、業務効率化のための「業務改善」を行うことが必須となります。また、2024年4月から医師の労働時間に上限規制が適用され、タスク・シフト/シェア等を進めることで、より一層の業務効率化や生産性向上が求められます。

　国の政策に目を向けると、2024（令和6）年度の予算概算要求において、厚生労働省は、医療の効率化に向けた領域別タスクシフト推進事業（**図1**）[1]、看護現場におけるデジタルトランスフォーメーション促進事業（**図2**）[1] に予算を要求しています（2023年11月上旬時点）。

第2章　その仕事は本当に必要？業務改善の理論とエビデンスを学ぶ

医療の効率化に向けた領域別タスクシフト推進事業

令和6年度概算要求額　**12**百万円（－）　※()内は前年度当初予算額

1 事業の目的

○ 2024年4月以降、医師に対する時間外労働の上限規制の適用開始に伴う対応として、タスク・シフト/シェアの推進に関する検討会において、看護師による特定行為の実施が医師の働き方改革の推進に資するものの1つとして挙げられている。
○ 特に外科・救急・麻酔科等の個別領域においては、週労働時間が一定水準を超える医師の割合が多い傾向にあり、これらの領域においては領域別パッケージ研修の修了者を含む特定行為※研修修了者（以下、「修了者」）の活用が医師の労働時間短縮に有効であるが、現場で修了者が十分に活動ができていない実態もある。修了者の活躍推進には現場の医師の理解及び連携強化が不可欠である。
○ このため、本事業は外科・救急・麻酔科等の領域別のタスク・シフト/シェアの推進等を目的とし、医学系学会等が、各領域における医師向けの特定行為研修修了者の活用ガイドを作成・周知を図る。さらに、本事業で作成した活用ガイドを活用し学会等を通じて医師の指導者講習会の受講推進を行うことによって指導者の確保・育成を図る。
※特定行為：診療の補助であって、看護師が手順書により行う場合には、実践的な理解力、思考力及び判断力並びに高度かつ専門的な知識及び技能が特に必要とされる38行為

2 事業の概要・スキーム

○ 各学会が特定行為研修修了者の活動実態を踏まえ、各学会が効果的な修了者の活用の在り方を検討し医師向けの「各学会における特定行為研修修了者の活用ガイド」を作成・周知する。なお、活用ガイドは領域別パッケージ等の活動に関連する一連の行為に着目して作成する。
○ 作成したガイドを活用し、学会会員等の医師に対する周知及び特定行為研修指導者講習会の受講推進等を行う。

領域別パッケージ※
※その領域に対応する複数の特定行為区分に係る研修をパッケージ化したもの

外科系基本領域	集中治療領域	救急領域
外科術後病棟管理領域	術中麻酔管理領域	在宅・慢性期領域

厚生労働省 —補助→ 医学系学会等
（1）特定行為研修修了者活用推進ワーキンググループの設置・開催
⬇
（2）活用ガイドの作成・周知等

【医学系学会等の取組】
（1）医学系学会等に特定行為研修修了者の活用に関するワーキングを設置・開催する
（2）学会員の医師が特定行為研修修了者を学会の領域において活用するためのガイドを作成・周知する
・活用ガイドには学会が推奨する領域別パッケージ研修等の領域を提示する
・作成した活用ガイドを周知するためのシンポジウム等を開催する
・学会員の医師等に対し、特定行為研修指導者講習会の受講を推進する

3 実施主体等

実施主体：医学系学会等　補助率：10/10

文献1）より引用

図1 医療の効率化に向けた領域別タスクシフト推進事業の概要

看護現場におけるデジタルトランスフォーメーション促進事業

令和6年度概算要求額　**145**百万円

① 施策の目的
看護師等養成や看護現場のデジタルトランスフォーメーションを促進し、看護業務及び看護師等養成の効率化推進及びその効果を評価することで、看護サービスのさらなる向上を目的とする。

② 対策の柱との関係

Ⅰ	Ⅱ	Ⅲ	Ⅳ	Ⅴ
			○	

③ 施策の概要
・看護師等養成所や看護現場におけるDX（デジタルトランスフォーメーション）化を促進するため、看護師等養成所や病院・訪問看護ステーション等におけるICT機器を活用した効率的・効果的な看護業務及び看護師等養成方法の検討等の実施に必要な経費に対する支援を行う。

④ 施策のスキーム図、実施要件（対象、補助率等）等

厚生労働省 —補助／委託／報告→ ①シンクタンク等
②病院等（医療機関）・効率的・効果的な看護業務の実施に向けた調査、分析等
調査協力／研修参加
③看護師等養成所（看護師等養成所）・課題の整理及びDX計画作成支援・情報技術支援員の派遣・看護師等養成所DX必携作成　等
調査等協力
補助

⑤ 成果イメージ（経済効果、雇用の下支え・創出効果、波及プロセスを含む）
看護現場での看護師の業務の効率化を図ることにより、看護サービスの質の向上を推進する。また、看護師等養成所においても、効果的な教育を行うことにより、質の高い看護師等の養成を図る。

文献1）より改変

図2 看護現場におけるデジタルトランスフォーメーション促進事業の概要

Nursing BUSINESS 2024春季増刊　93

本稿では、今後業務効率化のため、業務改善を行うことがますます重要になることを前提に、法的な観点から最低限注意しなければならない点について述べていきます。

看護師の業務について

　業務改善を適切に行うためには、まず看護職自身が自分たちの業務を正確に理解する必要があります。看護師の業務は、保健師助産師看護師法（以下、「保助看法」）第5条に定められているとおり、①療養上の世話 ②診療の補助の2つです。

> 〔参考〕保健師助産師看護師法第5条
> この法律において「看護師」とは、厚生労働大臣の免許を受けて、傷病者若しくはじょく婦に対する**療養上の世話**又は**診療の補助**を行うことを業とする者をいう。

　これら2つの業務は誰でも行うことができる業務ではなく、看護師でない者は、これらの業を行ってはならない（医師・歯科医師、保健師・助産師は例外。現在、診療の補助の一部が他職種に解禁されている：**図3** [2]）とされています（保助看法31条1項）。

> 〔参考〕保健師助産師看護師法第31条1項
> 看護師でない者は、第5条に規定する業をしてはならない。ただし、医師法又は歯科医師法の規定に基づいて行う場合は、この限りでない。

　よって、日ごろから看護補助者や介護福祉士とチームで働いている方も多いと思いますが、看護師の業である療養上の世話と診療の補助を代わりに実施してもらうことはできません。反対に、これらの業務でなければ、他職種にタスク・シフト/シェアすることができます。看護師が本来の業務に集中することができるように、「看

医師（医行為）									医師の医学的判断及び技術をもってするのでなければ人体に危害を及ぼし、又は危害を及ぼすおそれのある行為	
看護師（診療の補助）※保助看法の規制の解除									診療放射線技師（放射線の照射）	助産師（助産）
理学療法士	作業療法士	言語聴覚士	臨床検査技師	視能訓練士	臨床工学技士	義肢装具士	救急救命士	診療放射線技師		
電気刺激、低周波治療等（喀痰等の吸引を含む）	精神疾患の治療の一部としての工作等（喀痰等の吸引を含む）	嚥下訓練等（喀痰等の吸引を含む）	生理学的検査、検体採取・採血（採血に伴う静脈路確保を含む）	眼底写真撮影等	生命維持管理装置等の操作（可能装置や輸液ポンプ・シリンジポンプに接続するための静脈路確保を含む）	義肢及び装具の装着部位の採型、身体への適合	救急救命処置（特定行為）入院するまでの間に限る	MRI検査等（造影剤を使用した検査やR・検査のための静脈路確保を含む）		
診療の補助に当たらない業務 転倒予防の指導等	日常生活活動の訓練等	音声・言語機能に関する助言・指導等	検体検査等	簡易な視力検査	生命維持管理装置の保守点検	義肢装具員の製作	患者の搬送等	放射線検査の説明	薬剤師（調剤） 保健師（保健指導）※傷病者の療養上の指導を行うに当たり主治医がいる場合は、その指示が必要	

文献2）より引用

図3 診療の補助（歯科領域を除く）

護師の業務」を適切に把握するようにしましょう。

> 注意点 看護師の業務は、①療養上の世話と②診療の補助。看護師の業務を適切に把握し、タスク・シフト/シェアをしていきましょう。

療養上の世話について

　看護師の業務の1つである「傷病者若しくはじょく婦に対する療養上の世話」とは、患者の状態の観察、環境整備、食事の世話、清拭、排泄の介助、生活指導等の業務のことをいいます。この業務は、看護師がその専門性を発揮し、主体的判断により行う、看護師の本来的な業務です。この療養上の世話については、原則として医師の指示が不要とされています。

　臨床現場では、療養上の世話にあたる業務であるにもかかわら

ず、医師の指示を受けて行っている場合が見受けられます。看護職がその専門性を発揮しつつ、効率的に行うためには、医師の指示が必要な業務かどうかの判断を適切に行う必要があります。

2003（平成15）年に厚生労働省が公表した「新たな看護のあり方に関する検討会報告書」[3] では、次のように記載されています。

> ・例えば、食事（一般病人食）の形態、安静度、清潔の保持の方法などについては、治療方針を踏まえ、患者の状態に応じて、看護師等が判断し、行うべきもの。
> ・苦痛の緩和が看護の重要な機能のひとつであるという観点から、疼痛、呼吸困難、発熱、不眠、便秘等の諸症状の緩和のため、療養生活の実態を最も把握している看護師等が観察や看護判断を行うとともに、まず、様々な看護技術を駆使して、患者の安全や安楽を確保することが重要。
> ・医薬品等による症状緩和が必要である場合においては、医師により処方された医薬品等の使用方法について、患者の症状に応じた医薬品等の量の増減を可能とする医師の指示の範囲内において、患者の症状を観察した看護師等が症状に応じて適切な服薬を支援することが望ましい。

> 注意点 療養上の世話については原則として医師の指示が不要。医師の指示を求める前に、本当に医師の指示が必要な業務かを考えましょう。

診療の補助について

診療の補助行為について

診療の補助とは、看護師の知識・技術などの能力に応じて、「医

師の指示に基づき」看護師に委ねられる一定の範囲の医行為のことをいいます（第37条）。本来、医師でなければ医業を行うことはできませんが（医師法第17条）、例外的に一部の医行為に限って看護師が行うことが認められています。

> 〔参考〕保健師助産師看護師法第37条
> 保健師、助産師、看護師又は准看護師は、主治の医師又は歯科医師の指示があった場合を除くほか、診療機械を使用し、医薬品を授与し、医薬品について指示をしその他医師又は歯科医師が行うのでなければ衛生上危害を生ずるおそれのある行為をしてはならない。ただし、臨時応急の手当をし、又は助産師がへその緒を切り、浣腸を施しその他助産師の業務に当然に付随する行為をする場合は、この限りでない。

> 〔参考〕医師法第17条
> 医師でなければ、医業をなしてはならない。

　この看護師が行うことができる医行為のことを相対的医行為といいます。それに対し、身体に及ぼす影響の重大性や技術的困難性に照らして医師のみにしか行うことができない医行為〔診断、手術（執刀）、処方など〕のことを絶対的医行為といいます（**図4**）[4]（次ページ）。この絶対的医行為は、高度な医学的知識、経験、技術を有する医師自身が行うのでなければ「健康危害」を生ずるおそれのある行為とされており、医師の指示があっても看護師が行うことができない行為ですので、注意が必要です。

　どの業務が診療の補助に該当するかについても、とくに法律上の定めはありません。医師が、看護師の能力に応じて医師の指示があれば委ねられると判断した行為が診療の補助行為となるとされています。その医師の判断の基準は、医師によるものでなければ「健康危害」を与える危険がある行為といえるか否かとなります。よっ

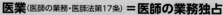

```
医業(医師の業務・医師法第17条) ＝医師の業務独占
医師でなければ実施できない(医師の指示のもとでも看護師は実施できない)

診察、診断、検査の指示及び結果の判断、薬剤の処方、薬剤による
治療(「医師の指示に基づく投与及び量の調整・中止」を除く)、「診
療計画の立案等、診療内容の決定」*1、手術の執刀*2、経皮的気管穿
刺針(トラヘルパー)の挿入・褥瘡の壊死組織のサージカルデブリー
ドマン・膵管・胆管チューブの入れ替え・全身麻酔の導入・麻酔の覚醒・
硬膜外麻酔・脊髄くも膜下麻酔・神経ブロック*1

                                        静脈注射
                                    1951(昭和26)年9月
                                        ↓
    診療の補助                          静脈注射        看護師の業務独占
    医師の指示のもとで看護師が実施できる    2002(平成14)年9月
    (保助看法第5条、第37条)                             療養上の世話
    特定行為                                           ＝医師の指示を必要としない
    血管造影・画像下治療(IVR)の介助*1、注射、採血、静脈路の確保等*2、カテー     (保助看法第5条)
    テルの留置・抜去等の各種処置行為*3、診察前の情報収集、経口用気管チューブ又
    は経鼻用気管チューブの挿管や抜管、直腸内圧測定、膀胱内圧測定、褥瘡又は慢      看護師の独占業務
    性創傷における血管結さつによる止血                                     (保助看法第31条)
```

医行為及び療養上の世話ではない行為
(患者の状態等によっては安全上の観点から看護師が実施する必要がある)
(例) 電子体温計・自動血圧計を用いた体温・血圧測定、パルスオキシメーターの装着、
尿量測定、診療材料や薬剤の準備、ストーマ装具交換

文献4)より引用

図4 看護師の業務範囲に関する法的整理

て、看護教育の充実などにより看護師の知識や技術が向上したり、医療用機材の開発が進むことでより簡単に安全な医療が提供できるようになれば、その範囲は広がる可能性があります。

　医師は看護師の能力に応じて指示を出すことができるかを判断しなければなりませんし、それを受ける看護師も、自身の能力で受けられるかどうかを判断し、もし安全な実施が困難な場合にはその旨を医師に伝えなければなりません。もっとも、医師が個別の看護師の能力をすべて適切に把握することは困難です。ラダーなどを活用し、ある程度、看護師の能力を客観的に把握できる体制を整える必要があるでしょう。

　それでは、診療の補助行為に関する医師の指示が誤っていた場合に、看護師がその指示に従い行為を行い事故が発生したケースにおいて、看護師は何らかの法的な責任を問われるでしょうか。この場合には、この医師の指示が、看護師が当然気づくような誤った指示

であれば、看護師には指示を確認する義務が生じます。これをせずに、漫然と医師の指示に従い行為を行った場合には、医師と連帯して責任を負うことになります。

> 注意点 診療の補助行為は、必ず医師の指示が必要。自身の能力で指示を受けられるかどうか、安全な医療が提供できるかどうか判断しましょう。

医師の指示の程度について

　診療の補助行為における「医師の指示」には、具体的指示と包括的指示があります（表1）。医師の指示の程度については、とくに規定する法律もなく、一定の場合には包括的な指示も可能であるといわれています。

　包括的指示には、プロトコールとプロトコール以外の包括的指示があり、前者のプロトコールには、特定行為の手順書やクリニカルパス等が含まれます。

　業務改善、業務効率化という観点からは、この包括的指示を適切に活用することが求められます。包括的な指示になればなるほど、より高度な能力が求められます。医療安全の観点からは、行為の侵襲度や指示の包括度に応じて、看護師の教育もしっかりと行わなければなりません。

表1 具体的指示と包括的指示

具体的指示	医行為を実施する際に伴うさまざまな判断（実施の適否や実施方法等）について、看護師が裁量的に行う必要がないよう、できるだけ詳細な内容をもって行われる指示 例：「〇月〇日〇時に××さんに△△（薬剤名）を5mg静脈注射で投与」
包括的指示	看護師が患者の状態に応じて柔軟に対応できるよう、医師が、患者の病態の変化を予測し、その範囲内で看護師が実施すべき行為について一括した指示 例：「〇〇のような場合には□□（診療の補助行為）を行うように」

注意点 診療の補助行為の医師から看護師への指示については包括的指示も可能。行為の侵襲度や指示の包括度に応じ、安全な医療を提供できるように適切な研修を行うことが求められる。

❖ おわりに

　看護師が適切に自身の業務を把握することで、他職種へのタスク・シフト/シェアが進み、業務も効率化します。もっとも、看護師が業務をシフト・シェアする対象となる看護補助者等の不足も現場が抱える大きな問題です。国政では看護職国会議員の働きかけもあり、2023（令和5）年度の補正予算において、看護補助者の処遇改善事業、看護補助者の確保・定着促進事業に予算がつきました。

　これからも、臨床現場における業務改善が適切に進むように、取り組みを進めます。皆さまにも今一度、「看護師の本来の業務とは何か」を考える機会をもっていただければと思います。

引用・参考文献
1）厚生労働省. 令和6年度看護関係予算概算要求の概要 資料.
2）日本看護協会. 看護の専門性の発揮に資するタスク・シフト／シェアに関するガイドライン及び活用ガイド. 2022. 21.
3）厚生労働省. 新たな看護のあり方に関する検討会報告書. 2003.
　https://www.mhlw.go.jp/shingi/2003/03/s0324-16.html（2024.1.9閲覧）
4）前掲書2）. 10.

7 業務改善を進めるうえでの心理的安全性

一般社団法人チーム力開発研究所理事／
九州大学大学院人間環境学研究院 学術共同研究員
青島 未佳

Summary

チーム全員が率直に発言できる職場づくりは、患者安全の観点からもとても重要です。またそれは業務改善においても同様です。本稿では、「心理的安全性」の概要と業務改善との関連について解説します。

はじめに

　近年、多くの組織において「心理的安全性」はバズワードとなっています。

　心理的安全性とは、サイコロジカル・セーフティ（psychological safety）の日本語訳であり、「このチームでは率直に自分の意見を伝えても対人関係を悪くさせるような心配はしなくてもよい」という信念が共有されている状態を意味します。

　筆者は企業での心理的安全性の講義や共同研究を行っていますが、ホワイトカラーにおける企業現場では、発言しない・指摘しないことが直接重大な事故につながることはそう多くありません。

　一方で、医療の世界は患者の安全や命を預かっている職場や仕事であるため、このような職場では多少なりとも対人リスクがあったとしても、わからないことを人に相談したり、互いのミスやエラー

を指摘したりすることは当然ながらできているはずだという認識が少なからずありました。

　しかしながら、この数年、心理的安全性が医療分野で注目されている背景は、心理的安全性がまだまだ組織で構築されていないということを示唆しています。実際にさまざまな医療関係者の話を聴く中では、まだまだ医療分野での心理的安全性は発展途上であるという話もうかがいます。

　他人の命を預かっている重要な職種・職場においてですら、なぜ人は自分が他人から「どう思われるのか？」という対人不安から逃れることを優先してしまうのでしょうか？

　仮に自分が発言をしなければ、その患者が亡くなってしまうということが確実であれば、ほとんどの人は発言をするでしょう。一方で、それが不確実・不確かな場合は、

　　・もしかすると自分が間違っているかもしれない
　　・自分が発言しないことは、それほど重要な事故につながるものではないだろう
　　・自分が言わなくてもだれかが指摘してくれるだろう

といった安易な思考が芽生え、その結果、口が閉ざされることになるのです。

　また、仮にそれが確実であることがわかっていても、あなたが指摘したことでその患者が助かったとしても、プライドの高い上位者から「そんなことは自分もわかっていた、嫌みな奴だ」と言われ、その組織から排除されてしまうかもしれないとしたら、どうでしょうか。そのような「言った者負け」の組織では、それが患者や組織のためだったとしても、自分が割を食うような行動はとらないでしょう。

　患者安全の確保のためには、チーム全員が率直に発言し合える職

場をつくることが重要です。そしてこのことは、本稿の主題である業務改善においても同様です。現場の改善に向けては、さまざまな目線で率直に指摘し合わなければ、本当に良い改善はできません。

　ここからは安全や変革（改革）の基盤・土台となる心理的安全性についての誤解や事例をお伝えします。

チームの土台となる心理的安全性

　チームワークが大切なものであることは、だれしもが肌で感じていることです。一方で、チームのマネジメントは益々難しくなってきているのも確かです。

　企業では COVID-19 により働き方が急速に変化し、オフィスワークからリモートワークへの移行を余儀なくされました。また、社会の超高齢化・少子化・グローバル化が進む中で、チームの人員構成は、男女、国籍、年齢、契約形態などあらゆる形で多様化が進み、ダイバーシティ＆インクルージョンというテーマは、組織の中でもはや欠かせない重要課題となっています。

　では、チームとは何でしょうか？　学術的にはいろいろな定義がありますが、整理すると「チームとは、共通の目的・目標に向かって役割や責任を分担する２人以上のメンバーが、相互に協力しながら課題や作業に取り組む組織」といえます。要するに、チームとは単なるグループや群衆とは違い、①共通の目的がある ②メンバー同士の相互作用がある ③個々人に役割が決まっている という３つの特徴を持った組織のことを意味します。私たちのチーム研究においては、高い業績を上げることができるチームの特徴はこの３つを含む５つの要素であることが判明しています（図１）（次ページ）。

　ここで最も大切なことは、図１で示すように、コミュニケーショ

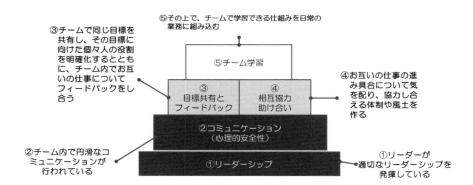

③チームで同じ目標を共有し、その目標に向けた個々人の役割を明確化するとともに、チーム内でお互いの仕事についてフィードバックをし合う

⑤その上で、チームで学習できる仕組みを日常の業務に組み込む

⑤チーム学習

③目標共有とフィードバック　④相互協力助け合い

④お互いの仕事の進み具合について気を配り、協力し合える体制や風土を作る

②コミュニケーション（心理的安全性）

①リーダーシップ

②チーム内で円滑なコミュニケーションが行われている

①リーダーが適切なリーダーシップを発揮している

図1 高い業績を上げることができるチームの特徴

ンとリーダーシップがその土台となるということです。そして、このコミュニケーションの土台となるものが、チームの中の心理的安全性です。

　業務改善は**図1**の要素でいうと「⑤チーム学習」に該当します。より良い職場環境や業務プロセスを構築していくことは、学習を促進することにほかなりません。

　実際に筆者が行ったある企業での研究結果を見ると、心理的安全性が高い組織では、実は効率的な会議が行われていることが判明しています。一見、心理的安全性が高いほうが一人ひとりのメンバーの発言量が多くなり、会議が長引きそうなイメージがありますが、実はそうではありません。心理的安全性が高いと、余計な発言をせずストレートに言いたいことが言えるため、結論への到達が早くなるのです。

　一方で心理的安全性が低いと、一人（主にリーダー）が一方的に発言をしていたり、なかなかアイデアが出なかったり、まとまらなかったりと時間ばかりが過ぎてしまいます。全員がアイデアを出す必要があるような場（QC活動、改善活動など）では、とくに心理的安全性が重要です。

「心理的安全性」と似た概念

「心理的安全性」という言葉をビジネス界で有名にしたのは、Google 社が 2012 年から約 4 年をかけて社内で行った実験「プロジェクト・アリストテレス」において「チームの生産性・パフォーマンスを高める最大の要因は心理的安全性である」という結果が公表されたことです。

Google 社の研究結果で注目したいことは、チームの成果を上げるためは、どういったメンバーがいるのかではなく、メンバー同士が「どのように」協力しているのかが重要だということです。

この心理的安全性という概念は比較的新しいものですが、これまでにも同じような概念が存在しています。たとえば、ジョン・ボウルビィの愛着理論の「安全基地」の概念です。これは、子どもは「母という安心できる場所」＝「安全基地」があるからこそ外の世界に興味を持ち、成長していくことができるという考え方です。

子どもにとっての安全基地が、組織や集団における心理的安全性であるといえます。

では、なぜ私たちは、日ごろ率直に発言できないことがあるのでしょうか。それは仮にその発言が組織にとって非常に重要なことであったとしても、多くの人は他者からどう思われるかを気にするからです。この「他者からどう思われるのだろうか」という評価懸念が心理的安全性を阻害するのです。

エドモンドソンは、心理的安全性を阻害する要因として、**表1**（次ページ）に示した 4 つをあげています[1]。

医療の世界では、極端にいえば「人は他人の命よりも、自身の保身のほうを優先してしまうことがある」ともいえます。

一方で、私たちは人間である以上、「他人にどう思われているだ

表1 心理的安全性を阻害する要因

対人不安	概要
無知と思われる不安	✓ 質問したり情報を求めたりすることで周りから無知だと思われるリスク ✓ 不安が高まると質問や相談ができなくなる
無能と思われる不安	✓ 間違いを認めたり支援を求めたりすることで技術や能力がないと思われるリスク ✓ 不安が高まると失敗やミスを報告できなくなる
ネガティブと思われる不安	✓ 現在や過去の活動を批判的な目で見ることでネガティブだと思われるリスク ✓ 不安が高まると現状改善のための指摘等ができなくなる
邪魔する人だと思われる不安	✓ 自分の発言によって議論が長引くことで邪魔、押しつけがましいと思われるリスク ✓ 不安が高まると自発的な発言や新たなアイデアの提案ができなくなる

文献1）を参考に作成

ろうか」という評価懸念が生じることは当然のことです。そうであれば、生まれも育ちも違う赤の他人同士が集まったところで心理的に安全な場が自然とできることはないという前提のもとで、組織マネジメントを工夫することが大切です。

心理的安全性の誤解

　心理的安全性という言葉が有名になるにつれ、その言葉のニュアンスから心理的に安全性がある職場とは、「アットホームなチーム・職場」や「何でも聞いてくれるメンバー・上司がいる職場」というイメージを持つ人も多くなりました。しかし、実際は「心理的安全性がある職場＝仲良し職場」ではないのです。

　心理的安全性をつくるためには、相手（多くは部下）の発言を、受け手（多くは上司）が聴く姿勢をもって受け止めることが非常に大切です。一方で、発言者側が「率直に思ったことを口に出せる」状態とは、受け取る側が「すべてを受容し、否定・反論をしない」ことではありません。なぜなら、チーム・組織とは共通の目的を持つ集団であり、メンバー全員がその目的・目標に向かって、エネル

ギーを注ぐことが前提だからです。その目的達成のためには、問題がある場合や改善すべき点があれば、立場によらずフィードバックすることが責務となります。

　要するに、心理的安全性が高いチームとは、「上司を含むメンバーがチームの目的や目標の達成に向けて、あるときは熱い議論を交わしながら、お互いの知恵や意見を率直に出し合い、より良い結果を導ける」組織であり、どちらかと言えば「優しい組織」よりも「厳しい組織」といえます。

　エドモンドソンは**図2**のように、「心理的安全性とは学習を促進する組織の要素である」と定義しています[1]。心理的安全性が高いチームとは、**図2**の左上のように責任性や基準を下げて快適な職場をつくることではなく、高い基準を担保しつつも、心理的安全性を高めることで学習する職場づくりを意図しています。

　しかしながら、心理的安全性の高いチームにするために、モノが言いやすい・心理的安全性が高い雰囲気をつくろうとするがあまり、リーダーが適切に指導できない、メンバー同士がお互いに対して厳しく言い合えないという状況に陥ってしまい、チーム全体が快適な職場に寄ってしまっている光景が垣間見られます。

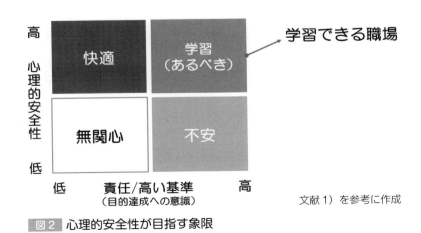

文献1）を参考に作成

図2 心理的安全性が目指す象限

そのような状態に陥らないためにも、チームが果たすべき目的・目標は何かをあらためてチーム全員で共有化することが大切です。

「心理的安全性」をつくるポイント

ここからは、どのようにして心理的安全性を高めていけばよいのかについて説明します。

心理的安全性の構築は、組織の中の対人不安をいかに減らしていくのかが鍵を握ります。そのためのポイントとして、①透明性 ②尊重 ③主体性 ④公平性 を埋め込んだ組織づくりが肝になります。

１つ目は、透明性です。人は先行きや情報の透明性が高いと恐れが少なくなります。仕事においても、組織やほかのメンバーの忙しさや仕事の状況、会話内容などを理解していれば、自分の立ち位置も把握でき、発言するリスクも少ないと感じることができます。近年のリモートワークの中では、情報の透明性が低くなりがちであり、「さぼっていると思われていないか？」といった不要な心配事が高まっているという調査結果もあります。近年はリモートでもチャットや会話などが簡単にできるさまざまなツールが発達し、以前よりも格段に情報の可視化がしやすい環境になりました。このようなツールも活用しながら、情報の透明性をできるだけ高く保つ工夫が必要です。

２つ目は、尊重です。尊重とは、その対象（人）を「価値あるもの、尊いものとして大切に扱うこと」と定義されます。ここでの尊重とは、そのような視点から一歩引いて、（仕事ができようができまいが、自分と違う考えを持っていようがいまいが）相手の存在自体を認めることを意味します。一言でいうと「存在承認」です。存在承認があれば、個人は所属する組織やチームで自分の居場所があ

ると感じられ、発言しやすくなります。

　3つ目は、主体性です。人は生まれながら主体性を持った生き物です。そのため、人は大小あれど、仕事においても「自分で決めたい・やりたい」という気持ちを必ず持っています。人は主体性が担保されていると、そのチームの目標達成に気持ちを向けることができるため、多少言いづらいことでも言おうという動機が生まれます。一方で主体性が担保されていないとその仕事は単なる「人から指示された仕事、受け身の仕事」となり、言うべきことも言わなくなります。

　4つ目は、公平性です。人は自分と他人を比較してしまう生き物であり、組織の中で不公平に扱われると、脳科学的にも嫌気がさす回路が働くといわれています。そのため、組織の中で尊重されておらず、公平に扱われていないと感じると、本能的に自分の存在価値を過度にアピールしたり他人をむやみに陥れるような「別のタスク」（他人の評価を上げるための発言をしたり、自分の評価を高くするような行動）を行ったり、仕事の手を抜くなどの行動をとってしまったりします。

　恐れずに率直に発言することを促進するためにも、発言機会や承認の平等性は大切です。職場での公平性・平等性があれば、普段感じている課題や確証がない意見でも発言することができます。これらのポイントが組織の中に埋め込まれているか、ぜひ見返してみてください。

業務改善と心理的安全性との関係

　実は心理的安全性を高めるための取り組みとして業務改善（チーム内での改善活動）は非常に適切な題材です。このときに大切なポ

イントのひとつは「心理的安全性を高めること」を「目的にしない」ということです。心理的安全性とはチームの目的を達成するための手段であり、その目的があるからこそ、メンバー同士が侃々<ruby>侃々<rt>かんかん</rt></ruby><ruby>諤々<rt>がくがく</rt></ruby>議論できる状態がつくれるのです。

　このような前提に立つと、チームの専門性や知識に大きく左右されにくい職場の業務改善というテーマは若手もベテランも自分の視点から見えた改革ポイントを発言することができ、心理的安全性を高めるために有用であることが多いのです。

　実際に筆者が改革に取り組んだ企業においても、心理的安全性を高めることを主目的とはせず、「チームにおける改善点を話し合い、解決策を全員で考える」というテーマのもとで組織改革に取り組んだ結果、心理的安全性は5段階評価で3.1ポイントから3.9ポイントまで向上しました。業務改善を主目的にし、心理的安全性の向上を副次効果として改善活動を進めていくことも効果的です。

　心理的安全性は一朝一夕にできるものではありません。しかし、これからの正解のない時代、「心理的安全性」が強い組織づくりに必要なキーワードであることは間違いないでしょう。できることから一歩一歩進めてほしいと思います。

引用・参考文献
1）エイミー・C・エドモンドソン．野津智子訳．恐れのない組織：「心理的安全性」が学習・イノベーション・成長をもたらす．東京，英治出版，2021，320p.
2）青島未佳．リーダーのための心理的安全性ガイドブック．東京，労務行政，2021，288p.

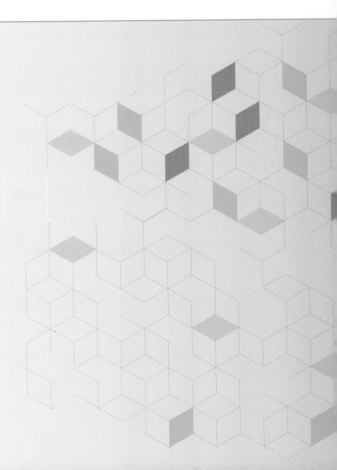

第3章

実践者にきく！
業務改善のプロセスとアウトカム

訪問看護へのエコー導入による可視化とICTを使った医師との連携

株式会社トラントユイット 訪問看護ステーションフレンズ
取締役・統括所長
保坂 明美

Summary

訪問看護師がエコー観察の技術を習得することで、エコー画像を使った医師とのタイムリーな情報提供や指示受けが可能になります。エコー画像は、利用者やその家族、ケアマネジャーやヘルパーとの情報共有のツールとしても活用でき、より良い療養生活に貢献しています。

当ステーションの概要

　訪問看護ステーションフレンズ（以下、当ステーション）は、北海道函館市の函館山の麓に事務所を構え、遠くは片道100kmを越える利用者宅まで訪問をしています（**図1**）。当ステーションは「世のため、人のため、最後は自分のため」をモットーに、人のためになることは進んで行う方針を掲げています。私たちの活動によって地域や住民の暮らしがよくなり、私たちもその幸せのお裾分けがもらえるのであればうれしいと考え、日々利用者と向き合っています。

　これまでの訪問では、問診・視診・触診・聴診・打診のみで利用者を観察しアセスメントしてきました。しかし、「何かが足りない」と感じ、それは何かと考えたとき、過去の経験がよみがえりまし

訪問看護ステーションフレンズ／株式会社トラントユイット
所在地　北海道函館市
2006年事業開始
「世のため、人のため」を指針として、明るく暖かで安心感の持てる3A看護を目指す。
取得加算　緊急時訪問看護加算、特別管理加算
利用者数　120人
従業員数　16名（全員が看護師）

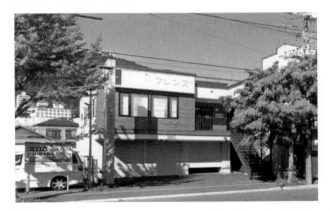

図1 **訪問看護ステーションフレンズの概要（2023年9月1日現在）**

た。私は産婦人科勤務が長かったため毎日エコー検査の介助を行い、常に医師と一緒に婦人科領域の観察や産科の胎児観察を行っていました。これに対して、訪問看護では見えるものがなく、利用者の状態をとらえきれていないことが多いように思いました。

　とくに、排泄に関しては訪問看護師への管理依頼が多く、毎日プラン上に摘便があります。確かに自力で排便ができない脊椎損傷の方などに対して摘便は必要ですが、実際に便の下降が確認できない状況で指診をすることには違和感がありました。直腸粘膜に刺激を与えることにも疑問があり、さらに仙骨部に褥瘡がある場合は、私たちも本人も感染に対してナーバスになります。

　排尿についても同じことが言えます。本人がトイレでしっかり排尿していると言われる場合も、よく聞いてみるとトイレの回数が多く頻尿になっていることがあります。「尿を出し切れていないのでは？」「残尿はどうなのだろう？」と考えると、エコーが使えず患者の状態が見えないことに対する苛立ちが生じました。

そんな折、函館市内のクリニックの医師から携帯型エコーに関する情報をいただきました。ぜひ紹介してほしいと依頼し、東京大学医学部健康総合科学科（当時）の真田弘美教授の指導の下、一般社団法人次世代看護教育研究所の門をたたきました。そしてエコーに関する学びが始まりました（**図2**）。

　私は次世代看護教育研究所「エコープログラム」[1)] の研修・技術講習を受講し、さらに排泄ケアの指導者認定も取得しました。私がエコーで観察していると、次第にスタッフからも「私たちもエコーを活用できるようになりたい」との希望が出てきました。スタッフの学びたい、できるようになりたいという気持ちが私を動かしました。函館市内に指導者認定を取得している看護師がもう1人いたため、2人体制であれば地元の看護師向けに研修ができるのではと考え、次世代看護教育研究所に相談しました。その結果、地元での研修の開催が可能となり、当ステーションのスタッフ11人が受講し、OSCE（客観的臨床能力試験）に合格することができました（**図3**）。

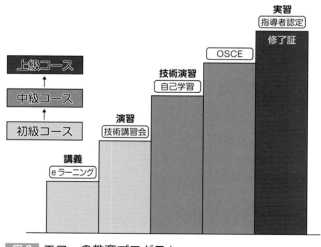

図2 エコーの教育プログラム

2019年 4月	**携帯型エコーを レンタルにて1台導入**	● 導入当初は所長だけでエコーに取り組み始めたが、スタッフに勉強会で症例を共有したところ、訪問看護師全員から「自分もエコーを学んでアセスメントに使いたい」という声が上がる。 ● エコーでのアセスメントの必要性と有効性がスタッフに伝わった。
9月	**所長が エコーの指導者資格を取得**	● 所長が、一般社団法人次世代看護教育研究所のエコープログラムの「排泄ケアコース」「褥瘡ケアコース」「嚥下ケアコース」を修了。排泄ケアの指導者認定も取得。
2020年 4月	**携帯型エコーを2台購入**	● 膀胱や大腸などの深部組織を観察できるコンベックスプローブ、頸部や褥瘡部などの表在組織を観察できるリニアプローブの2台を購入。
11月	**スタッフが エコー技術を取得**	● eラーニングによりスタッフ11名が次世代看護教育研究所で技術習得（OSCE合格）。 研修にかかるコスト：1名36,000円（会社負担）。 ● スタッフ間で、エコー画像の読影会を定期的に実施。
現在	**実践**	● ほぼ毎日、携帯型エコーを何かしらの訪問看護に使用。

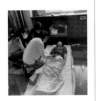

■技術研修

図3 取り組みの経緯

　この研修への参加費は1人36,000円で、全額を当社（株式会社トラントユイット）が負担しました。

　さらに、携帯型エコーも購入しました。経営面での効果はないかもしれませんが、アセスメントの質向上により排泄に関するケアの質も向上したと思います。

取り組みの成果・効果

　エコーを用いて観察する技術を習得した看護師が増えたことで、多くの患者にエコーを用いることができ、可視化による確実なアセスメントの下、適切なケアにつながっています。たとえば利用者から「便が出ないから浣腸して！」というコールがあったときは、エコーを撮影して観察し、その結果、便の下降が確認されない場合には、利用者に画像を見せながら「便が下りていないので今日は浣腸

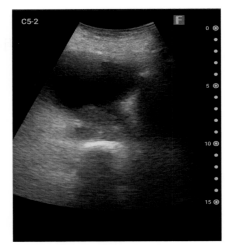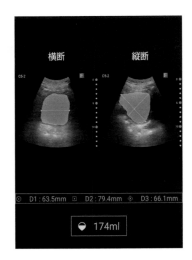

図4 エコー画像

　しないで様子をみましょう」と説明することができます。

　ほかにも、ADL の低下、廃用症候群が進んでいる人が 1 時間の
訪問中に 3 回トイレに行ったことがあり、排泄のトラブルを疑って
エコーを用いて観察したところ残尿が 174mL あったという例があ
りました。今回購入したエコーには AI 機能が搭載されているた
め、排尿に関する画像が抽出できます（図 4）。画像を確認するこ
とでしっかり尿を出し切れていないと判断できるだけでなく、画像
を家族に見てもらい、さらに主治医とも画像を共有することができ
ます。このケースでは主治医から「できれば自分で出せるようにし
てほしいので、何か対応を検討してください」との指示が出されま
した。この利用者はベッド上での生活が長かったため、ケアマネ
ジャーと一緒に対応を検討し、デイサービスやリハビリテーション
などを計画に盛り込みました。そして腹圧をかけるトレーニングを
行った結果、残尿がなくなり便も自力でしっかり出せるようになり
ました。

　スタッフからは、エコーによる可視化によって、利用者に根拠を

持って説明できることが双方の安心につながるうえ、そのときどきに何をすべきかを判断できるため、私たちにも利用者にも有用であるとの声がありました。利用者と家族からも「画像を見ながら説明を受けることで納得がいきます」と好評です。

道南 Medlka を通した医療機関との連携

医療機関との連携は、道南圏の地域医療連携ネットワーク「道南Medlka（道南地域医療連携協議会運営）」を通して11年前から行っていました。道南Medlkaでは、ID-Linkというクラウド型の医療連携サービスシステムを利用し、個々の患者の治療・看護・介護、薬剤内容などを端末の画面で共有できるようにしています。主治医は診察内容や治療方針など、看護師やケアマネジャーは本人の状態や家族の思い、本人を取り巻く地域の力、薬剤師は薬剤の効果状況なども共有します。

道南Medlkaの観察記録にはエコーでの観察状況も添付します。主治医はその内容を見て素早く指示を出します。つまり、利用者宅でケアをしながら主治医からの指示を待ち、出た指示をすぐにケアにつなぐことができます。エコー画像を主治医に送り、指示をもらい、ケアにつなげるという一連の流れが効率化であることをあらためて理解しました。当ステーションでは、スタッフ全員がタブレット端末を携帯しています。その中には、ライフウェア社の訪問看護ステーション業務ソフトと道南Medlkaのアプリが搭載されています。現在は携帯型エコーの画像を直接タブレット端末に取り込むことができないため、タブレット端末でエコー画像を撮影し、タブレット端末内にある道南Medlkaのアプリを開いて送信しています。できれば携帯型エコーの画像を取り込める端末から道南

Medlka に直接つなげられないか、道南 Medlka 開発チームと話し合っています。

　このような連携の結果、不必要な摘便を行うことがなくなり、さらに画像を見せながら説明できることによって患者・家族の安心と納得が得られるようになりました。必要時にその画像を道南 Medlka で共有することで主治医からの指示が出る体制は、現在も継続しています。

取り組み事例の紹介

　膀胱がんの A さんは、オムツ上に血尿や膿尿が見られました。看護師であれば起こり得ることと想定できますが、ヘルパーたちは不安から怖気づいてしまいます。

　ある日、A さん宅を訪問すると「お尻、肛門が痛い！なぜだ？」という訴えがありました。そこで筆者が家族にいつ便が出たかを聞くと、「5 日間出ていない」との答えでした。

　この痛みについてアセスメントすると、①膀胱がんから来る直腸圧迫による痛み、②がんの浸潤による痛み、③便が肛門を圧迫していることによる痛み、が考えられました。

　確かに腸の蠕動運動も弱く、膀胱がんが腹壁を押し上げており腹部への触診では便がわからない状態でした。肛門痛を訴えていることもあり、エコーでの観察を行いました。その結果、直腸内に硬い便の貯留が見られました（図 5・6）。そこですぐにこの画像をタブレット端末で撮影し道南 Medlka で共有したところ、すぐに主治医より「硬便だね。摘便してみて。それで痛みが取れなければまた連絡ください」と返信が来ました（図 7）。摘便を行うと、その後は痛みが消失し、A さんに笑顔が見られました。

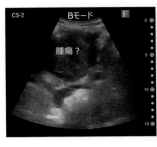
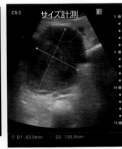
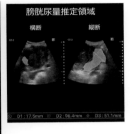

- 膀胱にはある程度のサイズの腫瘍と思われる所見が見られた
- 膀胱内の尿はほとんど観察できなかった

図5　訪問時のエコー画像①

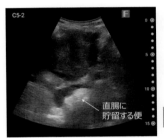

排泄状況とエコー画像をICTで主治医に報告

医師より直腸便貯留の指摘あり、摘便の指示

即座に摘便を実施すると多量の排便あり

カルテの文字だけでイメージできない膀胱の状態を可視化し、多職種とも共有できた。
膀胱の観察だけでなく、直腸の便貯留を見つけることで便秘のケアにも使用できることを再認識。

図6　訪問時のエコー画像②

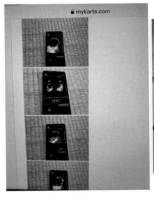
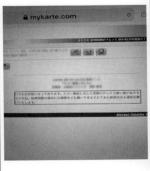
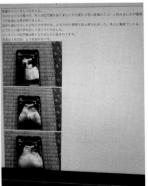

図7　ID-Link のやりとり

さらにこの画像では硬便だけではなく膀胱内の腫瘍も確認できたため、本人の同意を得てケアマネジャーやヘルパー、訪問入浴担当者とも共有しました。そして、今後はオムツ上に血尿や膿尿があったとしても心配せずケアしてほしいこと、オムツに鮮血が出ることも予想されるがあせらずケアし、汚物は本人や家族の目に留まらないように残してほしいこと、その際には看護師に連絡してほしいことを伝えました。ヘルパーや訪問入浴担当者は「画像で見るとお腹の中がどうなっているのかがわかって、不安なく関われます」と言い、ケアマネジャーは「画像を通して関係者皆で話し合えたことが有意義でした」と話していました。

　このように可視化することで関わるすべての人が安心感を得られることの意義は大きく、看護の質向上だけでなく、利用者に関わるすべてのケアの質も向上するのではないかと考えます。

今後の展望

　在宅で食べること、排泄すること、寝ること、そのすべての行為をいつまでも問題なく行えるよう支援するためには、その場その場での嚥下・排泄・褥瘡のエコーによる観察が必要だと考えます。確かに、画像の読影には高いスキルを要します。しかし、広大な北海道では100km以上離れた遠隔地域の訪問を行うこともあり得ます。エコーの画像を医療連携サービスシステムで共有することで、タイムリーな情報提供と主治医からの指示受けができ、看護業務の効率化になるだけでなく、何よりも利用者のためになると考えています。

　そのため、今後は嚥下・排泄・褥瘡の観察だけでなく、血管留置カテーテルや肺などの観察にも活用したいと考えています。また、

スタッフへの教育も、排泄だけではなく各ジャンルにおけるエコー読影技術の習得ができればと考えています。

　将来的には、すべての訪問看護師の持ち物に携帯型エコーが入っている時代が来ることを期待しています。そのためにも診療報酬による評価を希望します。

　最後に、訪問看護師はさまざまなケアのアイデアを持っています。仕事を効率化するアイデアがなければ、ケアは時間内に終わりません。きっと、当ステーション以上によい方法を生み出しているステーションもあるでしょう。そうした情報を共有しながら、これからも訪問看護の質の向上に貢献していきたいと考えます。

引用・参考文献
1）一般社団法人次世代看護教育研究所. 私たちが提供するサービス.
　　http://ringne.or.jp/program/（2024.1.19 閲覧）

搬送ロボットを導入して看護師の負担を軽減し、専門性を高める

パナソニック健康保険組合 松下記念病院
看護部 副部長

小松 良平

Summary

モノの搬送業務をロボットが担うことで、看護師の業務時間や移動距離の短縮はもちろん、体力の消耗を緩和し、看護師の心理的な負担の軽減にもつながっています。このことは医療サービスの質向上にも貢献しています。

 ## はじめに

　当院は、大阪府守口市にある2次救急を有する323床の急性期総合病院であり、地域に密着した医療サービスを行っています。歴史を振り返ると、1940年の設立から始まり、1986年に現在の地に移転しました。自動搬送ロボットの試みは2011年から開始され、現在では日常運用において欠かせない要素となっています。ロボットの導入から10年以上が経過し、その間に搬送ロボットがもたらした効果や変化について詳しく見ていくことにします。

 ## 搬送ロボット導入までの経緯

　院内では、多岐にわたる物品の搬送が日常的に行われています。これには、内服薬、注射薬、検査用検体、医療消耗品、電子化され

ていない書類など、患者ケアに直接関わるモノから、文房具や郵便物に至るモノまでさまざまです。

　以前、これらの搬送業務は主に人の手に委ねられていましたが、一部は搬送機器によって補助されていました。たとえば、バーチカルコンベア * は薬剤部から各病棟へみかん箱程度の大きさのコンテナで薬品を送るために用いられ、エアシューター ** は緊急の薬品オーダーや会計伝票などを薬剤部や医事課へ送る際に使用されていました。

　これら従来の搬送機器は、小さいモノから大きなモノまで短時間で迅速に目的の場所へ送ることができる便利さがありました。しかし、これらの機器で搬送できるのは建設時に設定された経路に限られており、新たな部署への拡張ができず、対応できない場所が増えていきました。加えて、薬剤オーダー、会計書類等のやりとりは電子カルテに取って代わられ、エアシューターの使用頻度はゼロとなりました。結果として、これらの機器でカバーできない部分は人の手で行われるようになり、現場の人不足、多重課題につながっていました。

　そのうえ、故障の修理やメンテナンス、古くなった機器の更新には高額な費用が必要で、新たな搬送経路をつくる際にも、非常に高額な費用が必要になります。当時の金額で保守費用は年額1,500〜2,000万円、設備の更新には約1億円が必要でした。

　これらの問題を解決し、時代の変化に応じた病院機能の拡張に対応するため、そして医療の質を維持向上するため、既存のシステムでは不十分という結論に至りました。そこで、搬送ロボットの導入が真剣に検討されるようになったのです。

---

* バーチカルコンベア
階をまたいで垂直に物品を運ぶことができる装置です。物品の出入り口はベルトコンベアのように水平になった経路となっており、そこで物品を受け取ったり送ったりします。

** エアシューター
茶筒程度の大きさのカプセルに物品を入れ、管状の経路を使って空気圧によって送り届ける装置です。

搬送ロボット（写真1）の紹介

　導入されたロボットは、Panasonic 製の HOSPI（ホスピー）という医療機関向けに開発された自走式の搬送ロボットで、次のような機能を備えています[1]。

薬剤および検体の搬送

　薬剤や検体などの医療物品を、あらかじめ設定された経路を使って、診察室、検査室、薬剤部、病棟などに搬送します。おなかの部分が物品を入れる空間となっており、20kgまでのものを1回で運ぶことができます。

人と共有の走行経路と自動運行

　HOSPI は自動運行ロボットで、施設内の地図情報や障害物を認識し、確実に目的地に到達します。異なる階へも、エレベーターに自ら乗って移動します。人が通る通路を移動経路としているため、新たな搬送経路ができた場合でも、ロボット用の経路を増設する必要がありません。

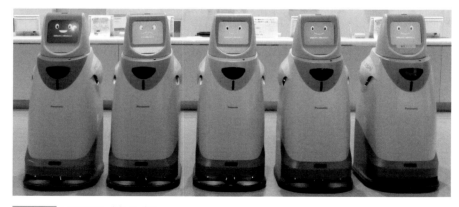

写真1　HOSPI（全5台）

安全性とセキュリティ

　安全性を重視し、患者やスタッフとの衝突を回避するためのセンサーやカメラを備えています。薬品等を入れる部分は ID 認証を行わないと開閉ができないので、セキュリティも確保され、情報漏洩や紛失の心配がありません。また ID 認証によって誰が利用したかの追跡も可能になっています。

リモートモニタリング

　HOSPI にはカメラが搭載されており、薬剤部に併設されている HOSPI 充電ステーションから走行状態を確認できます。

ユーザーフレンドリー

　誰でもすぐに使える簡便さを備えています。画面に表示された行先を押すだけです。

患者の満足度向上

　安心、安全、迅速に機能するのはもちろんのこと、丸みを帯びたスタイルは利用者の皆さんにも好意的に受け入れられています。お子さんが HOSPI 見たさに追いかけたり、顔をのぞこうとお母さんに抱っこされたりといった微笑ましい光景も見かけます。病院の雰囲気を和ませる、そんな役割も担ってくれています。

ロボット搬送の実際

　当院では、5 台の HOSPI を運用しています。主な運用経路は、各病棟および一部外来から臨床検査部への検体搬送と、薬剤部から各病棟への薬剤搬送の 2 つです。

検体搬送

病棟で行われる入院患者への早朝6～7時の採血後の検体搬送について、導入前後の姿を見てみます。時代によって、臨床検査技師が回収に来ていた時期、看護師が届けていた時期がありますが、今回は看護師が届けていた時期を振り返って記述します。

◆ロボット導入前

ロボット導入前の動きは、次の①～④の流れです。
①患者採血を行う
②看護師が臨床検査部へ検体を搬送する
③臨床検査技師が検体をチェックする
④看護師が自部署へ戻る

採血終了後の搬送には、当院で行ったタイムスタディによると、病棟出発から帰棟まで平均6～10分を要することが判明しています。この時間には階段の上り下りも含まれます。エレベーターを使えば時間の節約になるように見えますが、実際には病棟看護師はエレベーターの待ち時間を惜しんで階段を利用していました。

2階の臨床検査部に到着しても、検体チェックに時間がかかることがあります。検体が多いときは20～30件分の処理が必要になり、看護師は病棟に戻りたくても戻れない状況が生じます。それが終わると看護師は階段を駆け上がり、夜勤が佳境の時間帯、疲れた体を奮い立たせ一刻でも早く病棟へ戻ろうとします。追加で提出する検体がある場合には、このプロセスを繰り返すことになります。

このように一人の看護師が搬送業務に従事している間、病棟では搬送看護師の不在を補う必要があります。残された看護師は、ナースコールへの対応、トイレ介助、ポジショニング、洗面、顔清拭な

ど、多くのタスクの優先順位をつけながら処理しなければなりません。6〜7時はとくに患者の活動が活発になる時間帯でもあるので、ナースコールが重なると看護師の負担は一層増大します。「早く戻ってきて」という心の叫びを抱えながらも、患者に対しては笑顔を絶やさず、不在の看護師の分までカバーしていました。

◆ロボット導入後

次にロボット導入後の動きです。

①採血が終わる時間帯に合わせて、HOSPI が病棟の所定の位置に到着するよう事前に設定する

②患者採血を行う

③所定の位置で待機している HOSPI に対し、看護師は ID を認証した後、HOSPI の胴体部分の扉を開けて検体を入れる

④看護師が HOSPI の画面で行き先を選択し、HOSPI は 180 度 U ターンして移動を開始する

採血終了から検体提出まで、看護師がこれに要する時間は長くみても1分以内です。搬送そのものは HOSPI がしてくれるので人が行う必要がありません。よって看護師はすぐに患者のもとへ戻ることができます。

また、搬送時間に間に合わなかった検体があるときは、もう一度 HOSPI を呼び出し、搬送してもらうことが可能です。

◆ロボット導入後（緊急の検査検体搬送）

定期的な検体搬送以外に、とくに救急外来や ICU では緊急の検体が多数発生します。緊急の検査オーダーが出れば、その都度部署のパソコンから HOSPI を呼び出し（**写真2**）（次ページ）、回収に来

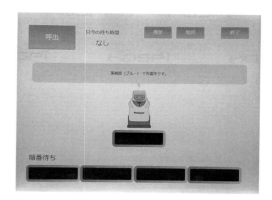

写真2 HOSPI の呼び出し画面

てもらうよう操作することができます。診療の流れによっては連続で呼び出し、搬送してもらうこともあります。何度も呼び出したとしても、HOSPI は何の不平も漏らさず、所定の位置で笑顔で待ってくれています。

任意で HOSPI を呼び出すと、部署のパソコン画面には到着までの所要時間が表示されます。このことで HOSPI の現在位置を確認することができ、こちらに向かって動いてくれているのかどうか不安にならずに済みます。

またナースステーション内には、HOSPI の動きを示す緑色のランプが設置されています。HOSPI が移動開始したら点灯し、到着したら点滅して教えてくれるので、パソコン画面を見なくてもHOSPI が動いているかどうかを判別できます。

薬剤搬送

薬剤搬送は、緊急搬送の場合のみ HOSPI を利用しています。定期搬送は量が多いため大型カートに積んで搬送スタッフが運んでいます。大型カートに対応する HOSPI もありますが、当院では採用していません。では、緊急オーダーの薬剤搬送について HOSPI 導

入前後を見てみます。

◆ロボット導入前
　①医師が薬剤をオーダーする
　②看護師が薬剤部に電話し、薬剤の依頼を行う。この際、薬剤師から指定された時間に薬剤を取りに来るよう指示が出る
　③予定の時間に看護師が薬剤部（地下１階）へ薬剤を取りに行く
　④薬剤部に到着した際、薬剤師が別の作業をしていると、看護師は薬剤の準備が完了するまで待たなければならないことがある
　⑤薬剤を受け取った後、看護師はそれを持って病棟に戻る

　当院は地下１階に薬剤部があります。６階病棟から地下の薬剤部に行く場合、６つのフロアを越えていかなければなりません。検体搬送よりも長い距離です。病棟から薬剤部へは主に階段を下っていき、病棟に戻る際はエレベーターを使っていました。

◆ロボット導入後
　①医師が薬剤をオーダーする
　②看護師等が緊急薬剤オーダーが入ったことを薬剤部に連絡する
　③薬剤部で準備されたら HOSPI が病棟に搬送する
　④病棟に HOSPI が到着したら看護師が薬剤を取り出す

　HOSPI が薬剤搬送を担うようになり、看護師は病棟から出る必要がなくなりました。必要な薬剤が病棟に届けられるため、看護師は指示を出すだけで済むようになりました。検体搬送と同じように HOSPI の導入により、動き方はかなりシンプルになっています。

ロボット導入による効果

　ここでは、ロボット利用によってどのような変化が生じたのかを具体的に掘り下げてみます。

人による搬送回数

　ロボットによって搬送業務が担われるようになったため、人手による搬送回数は大幅に減少しました。看護師が直接運ばなければならない特定の物品（たとえば麻薬など）は依然として存在しますが、多くの搬送業務がロボットに移行しました。

　過去半年間（2023年4〜10月）のロボットによる1日当たりの薬剤・検体搬送回数を**表1**に示します。

　当院での日常運用では、1日につき平均52回（範囲は29〜92回）の搬送が行われています。これらの搬送業務は、ロボットの導入によって大きく変化しました。もしロボットがなかった場合、これらの搬送作業はすべて看護師や看護補助者が行う必要があり、彼らは日々、これらのタスクのために忙しく動き回っていたでしょう。ロボットによる搬送システムの導入は、このような人手に依存する作業を効率的に置き換え、看護師や看護補助者の作業負担を大幅に軽減しました。

表1 ロボットによる1日当たりの薬剤・検体搬送回数（2023年4〜10月）

1日当たりの搬送回数	薬剤搬送（病棟）	検体搬送（病棟）	検体搬送（救急外来）	合計
最大値	58回	16回	18回	92回
最小値	16回	10回	3回	29回
平均値	30回	13回	9回	52回

搬送時間

　ロボット導入による最も顕著な利点の１つは、時間の節約です。従来の人による搬送作業では、１往復で10分程度の時間が必要でした。これに対して、ロボットを利用した場合、ナースステーション前でのHOSPI操作のみとなり、所要時間はわずか１分以内に短縮されます。

　１カ月間の搬送回数を分析すると、ロボット導入による時間節約の効果が明らかになります（**表2**）。

　当院では、月間で約928回の薬剤搬送が行われています。この搬送作業において、ロボットの導入は劇的な時間節約をもたらしました。具体的に比較してみると、人手による搬送には１回当たり10分程度かかるのに対し、ロボットを使用すると所要時間はわずか１分です。この違いを月間の搬送回数に当てはめて計算すると、

表2 １カ月間（2023年9月16日〜10月15日）の搬送所要時間

病院全体	薬剤搬送（病棟）	検体搬送（病棟）	検体搬送（救急外来）
搬送回数	928回	749回	267回
人による搬送時間（1回10分として計算）	9,280分（155時間）	7,490分（125時間）	2,670分（45時間）
ロボットによる搬送時間（1回1分として計算）	928分（15時間）	749分（12時間）	267分（4時間）
ロボットによる搬送で1カ月に創出される時間	8,352分（139時間）	6,741分（112時間）	2,403分（40時間）

1部署平均	薬剤搬送（病棟）	検体搬送（病棟）
搬送回数	116回	94回
人による搬送時間	1,160分（19時間）	940分（16時間）
ロボットによる搬送時間	116分（1.9時間）	94分（1.6時間）
ロボットによる搬送で1カ月に創出される時間	1,044分（17.4時間）	846分（14.1時間）

ロボットによる搬送の場合、人が行う搬送に比べて1カ月で合計139時間の時間が節約されることになります。ここに検体搬送の時間も加えると291時間もの時間が生まれます。

従来の方法では、多くの時間を搬送作業に割いていた看護師が、ロボット導入によりこの時間を大幅に節約し、ほかの重要な医療業務に集中できるようになりました。

搬送距離

ロボットの導入により、とくに看護師の身体的疲労が軽減されました。従来の人による搬送の場合、看護師は**表1**（130ページ）に示された分だけ搬送に従事し、そのたびに貴重な体力を消耗していました。ロボットがこれらの搬送業務を引き受けることで、看護師はこのような搬送距離に伴う身体的な負担から解放されています。

心理的負担

ロボットの導入がもたらす利点は、時間と移動距離の減少という明確な数字で示されるものだけにとどまりません。実は、これらの節約が看護師にとって心理的な負担の軽減につながっていると考えられます。

とくに緊急時におけるロボット搬送の効果は顕著です。緊急入院や患者の状態変化時、つまり病棟が通常とは異なる状況にあるとき、看護師が搬送のために病棟を離れることは患者の安全を損なうリスクを高め、提供可能な医療行為に制限をもたらします。夜間など人員が少ない時間帯では、この問題はさらに深刻です。しかし、ロボット搬送によって看護師は病棟にとどまり、患者対応に集中できます。また、人手による搬送では、ほかのスタッフや患者を待たせること、重複課題による作業の中断、人員が減ることによる多重

課題の発生など、人間関係に伴うストレスが生じがちです。これに対してロボットなら、必要なときにはいつでも、ストレスやプレッシャーを感じることなく利用できます。

このようにロボット搬送は、時間や移動距離の縮小、体力消耗の緩和に加え、看護師の心理的負担を軽減し、看護師がより高い専門性を発揮できる環境を提供しています。これは、医療サービスの質を向上させるうえで非常に重要な貢献といえると思います。

おわりに

ここまで、搬送ロボット導入の経緯、効果について述べてきました。時間や労力だけでなく、心理面でもよい影響をもたらすものとして、今後さらなる活用が進むことに期待したいものです。

他産業に目を向けると、自動化やデジタルトランスフォーメーション（DX）の波は加速しています。医療業界においては、このような技術革新の導入はまだ十分ではありませんが、属人的なシステムに頼った現状の枠組みを越えた新しい可能性を追求し続けることが大切です。何事もお金がかかる内容ではありますが、お金のことはかたわらに置いて、まずは「こんなふうになったらいいな」という意見が言える場を病院内で持つことが第一歩かもしれません。夢のある未来に向けて一歩ずつ進んでいけたらと思います。

引用・参考文献
1) パナソニック プロダクションエンジニアリング株式会社.「HOSPI」10 の特徴.
　 https://www.panasonic.com/jp/company/ppe/hospi/features-10.html
　 （2024.1.11 閲覧）

不穏予兆検知AIの活用可能性
研究開発の歩みと成果

医療法人社団 KNI 北原国際病院
看護科統括
森口 真由美

Summary

脳神経外科疾患は不穏や危険行動のリスクが高い疾患です。これらのリスクを、起こる前に把握して未然に防ぐことができないか。5年にわたる企業との共同研究の経緯と、もたらされた成果を紹介します。

研究のきっかけ

　当法人は国内に6つの施設、海外に1つの施設を展開しています。そこに関わっているスタッフが新しいアイデアを出し合えるよう、2017年に当法人理事長が発起人となり「医療みらい創生機構」という一般社団法人を設立しました。これは「新しい医療＝総合生活産業」をツールとして新しい産業を生み出すためのもので、この法人の発足によって医療業界だけでなく同じ志を持った他業種との関わりを持つことが可能になりました。

　以前から身近に行っている業務に対して「何とか簡単に間違えずにできないものか」と思いながら小さな業務改善は行っていましたが、経験年数が増えるにつれ役割も増え業務も大きくなり、改善するにも多くの人や時間やお金がかかるようなことが増えてきました。アイデアも底をつき、どうしたものかと思っていたところだっ

たため「この場なら何かよいアイデアが浮かぶかもしれない」と思い、他業種スタッフと話をしたことを覚えています。

　そこで話をした他業種スタッフは、医療業界に対して閉鎖的でとっつきにくいイメージを持っていました。私自身もまた同様なイメージを大企業に持っていたため、実際に接してみて、話しやすさやレスポンスの速さなど、多くのことに驚きました。そして話をしていくうちに互いの理解が深まり、いくつかの企業と「何か一緒に始めましょう！」という合意に至りました。

AI を活用した共同研究

　共同研究をするとは決めたものの、実は具体的に何をするのかまでは決まっていませんでした。そこからさまざまな企業と意見交換を行い、私たちが当時いちばん困っていたことと企業が持つ強みが最もマッチングした NEC と共同研究を行うことになりました。

　NEC は最先端 AI 群「NEC the WISE」（**図1**）[1] を保有してい

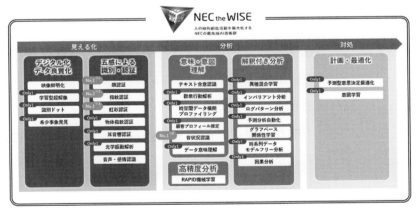

文献1）より引用

図1 NEC the WISE

ます。AIの活用により今まで難問であった問題が解決するのではないかと考えました。

現場を助けるため「不穏予兆検知」をテーマに

具体的に何に対してAIを取り入れていくのかを検討しました。さまざまな問題がある中、「現場が助かる研究」が真っ先に浮かび、身近な患者管理にフォーカスを当てました。研究当初、私は脳神経外科分野に20年身を置いており、現場での苦労を思い出しながらNECと相談しました。

脳神経外科は疾患上、不穏・危険行動とは切っても切れない縁があります。病棟や救急などどんな場所でも、脳神経外科疾患は意識障害や失語を伴うため意思の疎通が図りにくく、不穏や危険行動につながることがあります。これらに対し「起こってからの対処」ではなく「起こる前に把握し未然に防ぐ」ことができれば、現場のスタッフや患者・家族が安心して治療に専念できるのではないかと考えました。

他業種とのやりとりでは、まず現場での経験・エピソードなどの感覚的な話できっかけをつくり、次に脳卒中治療ガイドライン（2021）の精神障害二次合併症発生率と、不穏・危険行動患者の在院日数、一日業務時間中の不穏・危険行動対応時間など、過去の入院患者約8,000人分のデータをビッグデータとして分析し、「不穏・危険行動が及ぼす影響」について客観的な情報や数字で後押ししました。それにより共同研究の対象とする優先順位の高さや効果などを考慮し、NECとの合意を経て2018年より不穏予兆検知に関する研究を開始しました。

研究メンバーの選出

　現場で研究を行うにはさまざまな協力を得る必要があります。

　まずは病院です。倫理委員会へ申請書を提出し許可を得ます。

　次に現場スタッフです。いきなり現場に任せるのではうまくいきません。一緒に働く現場スタッフであるからこそ、対等に意見が言い合えます。「上からやらされている」「こんなに忙しいのにできない」と感じさせないような関わりが重要だと思い、不穏予兆の研究期間は筆者自らその病棟で一緒に働き、一緒に研究をしました。病棟で関わる研究メンバーは一緒に働く中で選出しました。ポジティブな発言をする人を優先的に選び、真面目な人、機械が得意な人など2〜3人を加え、個々のスタッフが対応できる範囲での協力を依頼しました。

　大型研究は成果が出るまで時間を要します。しかし長期的な目標は現場スタッフにとって達成感が得られにくく苦痛になっていきます。そこで現場スタッフにはあらかじめ「来年の学会発表」という目的を提示し、発表をひとつの目標とすることで達成感を得やすくしました。その際、現場スタッフにはビッグデータで分析した結果を提示してAIのメリットを身近に感じてもらいました。

　病院と現場スタッフの準備ができたら、次は患者側の準備です。研究における同意書の準備はNECと一緒に行い、ホームページや病院の掲示物で当院が研究機関であることを表示しました。

　最後にNEC研究者です。大まかな研究デザインは机上でできますが、実際に現場に行ってみないとわからないことや想定外のことが山ほどあります。やりとりをする中で、「NEC研究者は外部の人」という認識だと現場スタッフは言いたいことも言えないし、NEC研究者は聞きたいことも聞けないと感じたため、先に顔なじ

みになってもらうことを優先しました。NECの研究者には日勤夜勤問わず勤務に入ってもらい、看護師が実際にどのような働き方をしているのかを知ってもらいました。ほかにも患者体験や抑制の模擬体験をしてもらいました。最初は「看護師さん」「NECさん」と呼び合っていたのが名前で呼び合うような状況になり、実際の研究を開始しました。これらの準備にかかった時間は、不穏予兆にテーマを決めた後おおよそ3カ月程度でした。

研究に使用する道具や設備などの準備

　道具や設備はすべてNEC側に準備してもらいました。AIを導入する前のデータ収集は、とくにNEC側とリンクした製品を使用しないと稼働の不具合や調整困難などのリスクがあるため、すべてお任せしました。

　病院側は、準備してもらった道具や設備を使いやすくするため、現場スタッフと一緒にラベルを貼ったり設置場所を考えたり、他のスタッフに広報したりしました。

研究方法と手段

　データ収集は最初、ビッグデータ分析の結果から想定した項目をチェックすることとし、近赤外カメラによる映像データとセンサーデバイスからのバイタルデータを取得しました（**図2**）[2]。

　研究方法は**図3**のようになります。データ研究は何度か繰り返し行うことで精度を向上させます。1回目のデータをNECが分析してシステムとして構築、仮の不穏予兆検知システムとして稼働させ、2回目のデータ収集をすることにしました。

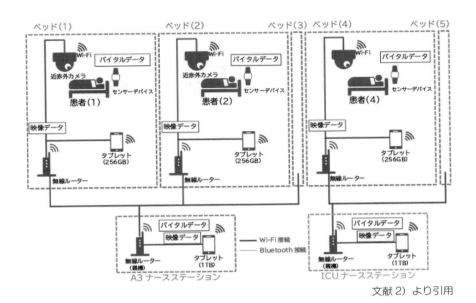

文献2）より引用

図2 データ収集のしくみ

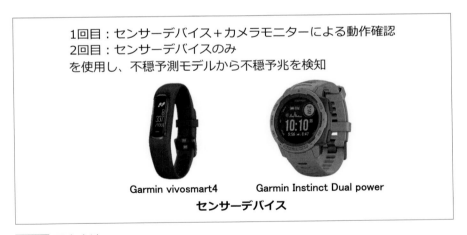

1回目：センサーデバイス＋カメラモニターによる動作確認
2回目：センサーデバイスのみ
を使用し、不穏予測モデルから不穏予兆を検知

Garmin vivosmart4   Garmin Instinct Dual power
センサーデバイス

図3 研究方法

　1回目のデータ収集は**図4**（次ページ）のようにして行いました。1回目は何が必要項目になるかもわからない中、ほとんどがアナログでの情報収集となりました。この時はNEC研究者も病院に泊まり込みで対応してくれました。現場スタッフはセンサーデバイスやカメラが不穏を検知したときに実際に不穏状態であるか否かの

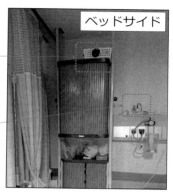

タブレットPC
カメラ
無線ルーター

ベッドサイド

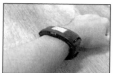

センサー
充電器

図4 1回目のデータ収集の実際

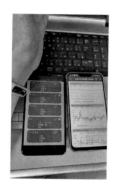

研究期間：2022.04.01～2022.06.30
方法：不穏時や平穏時1時間ごとに
　　　状況チェック

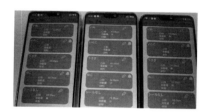

図5 2回目のデータ収集の実際

チェックを行い、その情報やコメントをもとに、2回目（**図5**）を
実施しました。

　データ収集2回目の最大の変更点はカメラ機能の有無です。やは
り寝ているときもカメラが存在しているのは気持ちのよいものでは
ありません。患者体験をしたNEC側も同意見で、カメラがあるこ
とで研究困難な事例もありました。そこで、カメラがなくても予兆
できる方法を検討し、システムの再構築を行いました。最終的には
カメラを使わずバイタルデータのみの情報で、不穏発生の30分前
に75％の確率で不穏予兆検知が可能という結果になりました。こ
こまでの流れを現場の研究メンバーを中心に学会発表を行いました。

「不穏」の基準と指標

　「不穏」といっても医学的な定義にしてしまうと他業種が混乱しやすく、アラート設定が複雑化するため「正常ではなく異常な行動＝不穏」とできるだけ単純な表現にしてアラート設定を行いました。現場では不穏でなくても、トイレに移動するときに付き添いが必要な患者がナースコールを押さずに動いているのであれば、知らせてほしいからです。転倒や転落につながりそうな体動も、アラートが出ることで事故を未然に防ぐことがねらいです。

共同研究を振り返って

　共同研究は研究自体が目的ではありません。その結果をもとに役に立つ製品化を目指して各方面の対応を行います。

　ひとつは特許申請です。筆者の場合は 300 枚程度の書類の必要箇所に目を通し、表現が間違っていないか、内容が合っているかなどをチェックしました。特許申請書類を見る機会はそうそう巡って来ないため、よい機会だと思い必死に行いました。

　研究には費用が必要です。大型研究や長期研究であればあるほど高額な費用が必要になりますが、共同研究のメリットはそれを分担できることです。このような大きな話はさらに上位の管理者が対応しますが、契約交渉や費用負担、利益の分配比率などを決める際には互いの貢献度から算出することが多いのです。そのため、自分たちの行動や結果がさまざまなところに影響することを理解しておく必要があります。

　次いで広報です。企業が共同研究者であれば、共同研究契約締結時からさまざまなメディアを通して広報されます。広報対象者の特

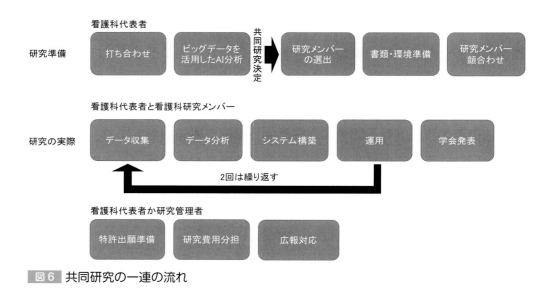

研究準備　看護科代表者

打ち合わせ → ビッグデータを活用したAI分析 → 共同研究決定 → 研究メンバーの選出 → 書類・環境準備 → 研究メンバー顔合わせ

研究の実際　看護科代表者と看護科研究メンバー

データ収集 → データ分析 → システム構築 → 運用 → 学会発表

2回は繰り返す

看護科代表者か研究管理者

特許出願準備　研究費用分担　広報対応

図6 共同研究の一連の流れ

　徴に合わせてこちらも職種やメンバーなどを選出し、対応する必要があります。

　ここまで述べた内容を簡単に図式化したものが**図6**です。

　2017年に共同研究契約の締結を行い、2018年より打ち合わせを始めました。2022年まで5年間の研究となりました。長期の研究を継続するには、病院や現場スタッフの協力が不可欠です。そのために「自分たちが必要だからやっているのだ」という現場スタッフの雰囲気が消えないように、研究者は環境を整え続ける必要があります。当院の場合は、周りの協力のおかげで不穏予兆の研究を何とか続けることができました。現場で実務を行いながらの研究は大変ですが、両立することで現場との乖離も最小限に抑えられることを実感しています。

　筆者自身、研究を行うことを想定していませんでしたが、きっかけを活かしてIoTやAIを業務改善に活用していくことは今後の医療に必要だと感じています。

　不穏の予兆検知が行われても、対処をどのようにしていくかは私たちの看護力にゆだねられています。AIの予想に対して実行するのも拒否するのも私たち人間です。それを理解し判断できる看護師であれば、AIと共存しながらより良い医療に向けて進んでいくことができると考えます。

　AIを利用したシステムをつくるだけではなく、その研究を通して、スタッフ育成や新たな分野の関わりなど新しい看護・医療の取り組みに役立てられることを期待しています。

引用・参考文献
1) NEC. 最先端AI技術群「NEC the WISE」.
　 https://jpn.nec.com/ai/analyze/index.html（2024.1.11閲覧）
2) NEC. デジタルトランスフォーメーションを加速するAI活用サービス・ソリューション：容体変化予兆検知技術による早期退院支援の取り組み.
　 https://jpn.nec.com/techrep/journal/g19/n01/190114.html
　 （2024.1.11閲覧）

音声入力を活用した看護記録を導入し看護の生産性と職務満足度を向上させる

聖マリアンナ医科大学病院
看護師長／急性・重症患者看護専門看護師／集中ケア認定看護師
藤野 智子

Summary

看護業務の効率化には、看護倫理を踏まえた視点が不可欠です。患者への直接ケアを減らすことなく業務量を調整するため、音声入力を活用した看護記録を導入した背景と経緯、その成果を紹介します。

人口動態の変化に応じた DX の活用に至る国内の背景

続く看護師不足に対し、1992 年「看護婦等の人材確保の促進に関する法律」制定後、看護師の育成・定着促進が進められ、1990 年に 83.4 万人だった看護師ら（保健師・助産師・准看護師含む）は、2020 年には 173.4 万人へ増加しました[1]。

近年のわが国は、少子高齢化の進展や国の医療費高騰などから、地域医療構想の策定や介護保険制度創設があり、医療の構造と体制が大きく変化しました。また新興感染症の世界中での蔓延は、医療と経済に大きな影響を与えました。さらに、団塊の世代が全員 75 歳を迎える 2025 年問題、団塊ジュニア世代が高齢者になり、かつ労働者人口が減少する 2040 年問題なども課題とされている中、2022 年度のわが国の合計特殊出生率は 1.26 と 7 年間連続で低下しており、この先も人員確保に関しては多くの課題が明らかとなって

います。これに対し国は「誰もがより長く元気に活躍できる社会の実現を目指す」として、多様な就労・社会参加、健康寿命の延伸、医療・福祉サービス改革の3本柱を掲げています[2]。

 ## 医療におけるデジタルトランスフォーメーション（DX）計画

これらの人口動態の変化は、医療を提供する私たちだけの課題ではなく、あらゆる職業や日々の生活に影響するといわれています[3]。これらの抜本的解決のため、IT技術を活用したデジタルトランスフォーメーション（DX）が推進され、企業はRobotic Process Automation（RPA）を導入し生産性向上を図っています。

医療に関しては、より良質な医療やケアを受けることを可能とし、国民一人ひとりが安心して健康で豊かな生活を送ることを目指し、内閣は2022年に医療DX推進本部を立ち上げました[4]。

実際の医療現場においてもDXは進められており、画像認識のAI活用、ロボット手術などのほか、空港などで見かける車椅子型自動運転サービス、レストランで活用されている搬送ロボットなど、すでに使用している施設もあります。

では、作業工程や対応をロボットに委譲しにくい看護業務において、どのようなDXが活用できるのでしょうか。まずは看護業務の負担軽減に関して、どのような取り組みがされているのかについて述べていきます。

病棟師長による、看護職員の負担軽減に向けた取り組みの調査

2019年に実施された看護職員の負担軽減策として実施している取り組み調査[5]（回答40項目）では、交代時の申し送りの簡素化

（73.9%）や看護補助者との業務分担（73.8%）のほか、勤務時間内の委員会開催、メンタルヘルス対策、業務効率化のための手順見直しなどの回答があがりました。その他、薬剤師など他職種との連携・タスクシェア、勤務体制の調整、看護職員や補助者の増員なども上がっていました。

　一方、同調査にて効果があった取り組みは、病棟クラークの配置（実施18位）、病棟クラークとの業務分担（実施21位）、早出や遅出看護補助者の配置（実施8位）でした。実施した取り組みで多かった、交代時の申し送りの簡素化は22位、看護補助者との業務分担は11位、勤務時間内の委員会開催は33位、メンタルヘルス対策は40位、業務効率化のための手順見直しは29位であり、実施と効果には相違があったことが明らかになっています。

　この結果から推察すると、申し送りの簡素化や手順の見直しといった個々の看護師が主体となる事項は各自のやり方に戻りやすいこと、勤務時間内の委員会開催は超過勤務削減には関与するものの看護師一人当たりの負担は増加すること、メンタルヘルス対策は退職防止にはつながるが業務負担軽減にはつながらないことが考えられます。一方、薬剤師などの専門職との協働以上に、クラークとの分業が効果的という評価に関しては、病棟での事務作業の多さを表していると考えられます。また、看護補助者に関しては、単に業務分担するだけでなく、看護師人数が減少する夜勤帯の配膳や洗面などの生活援助を分業することが重要であるといえるでしょう。

　このように、看護の業務負荷軽減を考えると、患者への直接ケアを看護補助者とタスク・シェア/シフトする方法や、伝票処理など事務手続きをクラークへタスク・シフトする方法が考えられます。では、補助者やクラーク、他職種などへタスク・シェア/シフトのできない項目に関してはどうでしょう。同調査では、「残業が発生

しない業務量調整の取り組み」が実施7位で効果30位、「看護記録に係る負担軽減の取り組み」が実施9位で効果39位と、いずれも効果は低いという回答でした。

業務の効率化は、ムリ・ムダ・ムラの排除が前提ですが、タスク・シフト/シェアのできない看護業務のなかで、患者への直接ケアを減らすということは、看護倫理を踏まえても選択肢に上がらないことから、業務量調整はハードルの高い課題といえます。しかし看護記録に関しては、テンプレートの活用やチェック方式などさまざまな方法があり、実施方法次第では対策がありそうです。

では次に、筆者が体験した業務改善の背景と、実施した看護業務の効率化の実例を述べていきます。

業務改善の必要性を強く感じた背景

当院は、2016年9月、消化器外科病棟の一部を改築し、8床のハイケアユニット（GHCU）をオープンしました。しかしそれまで消化器外科の術前後管理の経験しかなかったスタッフは、GHCUオープン後も複数診療科の術後対応を行うことへの困惑が強く、入室患者数を制限している状況でした。設備環境も人員配置も整っているGHCUでの急性期術後管理は、患者にとっても医療者にとってもメリットが大きく、GHCUの運用を促進する必要がありました。筆者は2017年4月、GHCU8床を含む2病棟3部署81床の看護管理者として異動しました。このとき看護部長から課せられたミッションは「GHCU稼働率100%」、診療部長からは「術後GHCUに移動している手術日の空床を活用し、多くの入院患者を収容すること」でした。

筆者は患者全員が即日入院となる救命救急センターでの経験しか

なかったため、手術日の空床に予定入院を入れることで、業務上どのような負荷が発生するのかもわからないまま、1カ月が過ぎていきました。

しかし、暗中模索だと思っていた2つのミッションを、意外にも異動の翌月に達成することができました。1つ目のミッションである稼働率100%を達成した理由は、①GHCUの入室対象選定を行う麻酔科医と、良好な協働体制がとれていたこと、②GHCUに入室する患者は、術後の全身状態が安定していることが確認でき、これまで多くの術後患者に対応してきたGHCU看護師の臨床実践能力で対応可能だと判断できたためです。彼らの不安への対応と患者の安全確保に対しては、未経験の疾患や術式の場合はあらかじめ診療科や麻酔科へ事前指導や支援を依頼しました。さらに、筆者自身が急性・重症患者看護専門看護師の目で頻回にラウンドし、状態の把握や懸念状態の察知、医師への報告などを頻回に行い、モデル化していきました。2つ目のミッションである手術日の空床利用に関しては、それまでのベッド運用を大きく変更しました。変更前は、手術前日に入院した病棟から術後GHCUに移動し、GHCU退室後は手術前日に入院した病床に戻る方式でした。これを、GHCU退室後は手術前日に入院した病床にこだわらず2病棟の空いている空床に退室する方法としました（図1）。

これら2つのミッション実行により、外科病棟の在院患者数は増え（図2）、GHCU入室患者数と診療報酬も増加しました（図3）（150ページ）が、業務の煩雑さも大きくなりました。ミッション実行前から超過勤務が多く、平均超過勤務時間は21時間、スタッフの3割以上が30時間の超過勤務となっていました。そこに、さらに長い勤務時間と業務回転の速さが加わり、スタッフの疲弊が懸念されるようになりました。そのような中「業務改善のトライアル

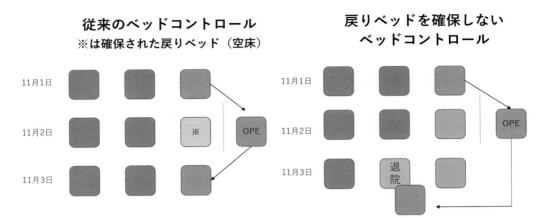

従来のベッドコントロール
※は確保された戻りベッド（空床）

11月1日

11月2日 ※ → OPE

11月3日

**戻りベッドを確保しない
ベッドコントロール**

11月1日

11月2日 → OPE

11月3日 退院

図1 戻りベッドを確保しないベッドコントロール

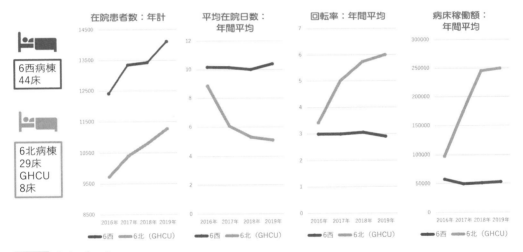

6西病棟
44床

6北病棟
29床
GHCU
8床

在院患者数：年計

平均在院日数：
年間平均

回転率：年間平均

病床稼働額：
年間平均

図2 病床データ

に参加してはどうか？」と看護部長から声がかかり、二つ返事でト
ライアルに参加することになりました。

ナースハッピープロジェクト（NHP）への参画

2017年4月、当大学本部役員会にて、職場環境の現状分析をも
とに7つの課題を抽出し、全職種で取り組む「Innovation 7」が

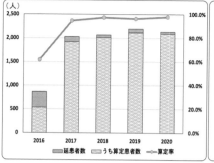
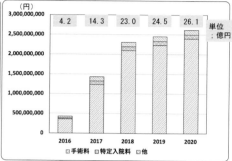

図3 GHCU 5年間の患者数と算定額

発足しました。看護部が担当するテーマは「業務効率の追求と無駄の排除」で、これを現実化することで、看護師がハッピーに、やりがいを感じられる職場を目指す「ナースハッピープロジェクト（NHP）」が始動しました。前述した業務改善のトライアルは、このNHP事業の一環で、富士通社のイノベーターの支援を受けて業務改善に取り組むというものでした。

　師長・副師長・主任・チームリーダーらとミーティングを重ね、課題の洗い出しを行いました。また、複数回の業務量調査を行い、効率的な時間管理に有用な業務を明確にして、申し送り方法や清拭時間の変更など80項目以上の改善策に取り組みました。

　その中で、イノベーターから「看護記録を業務時間内に移動できないか」という提案がありました（**図4**）。看護記録は、紙カルテ時代のなごりからか、すべての看護援助が終了してから勤務時間後にスタッフステーションでデスクトップパソコンを使って行うことが定常となっていました。そこで、当時はまだ当院では採用していなかった可動式パソコンテーブルを集めて、ノートパソコンを配置し、同時に看護記録の音声入力を併用することとなりました。

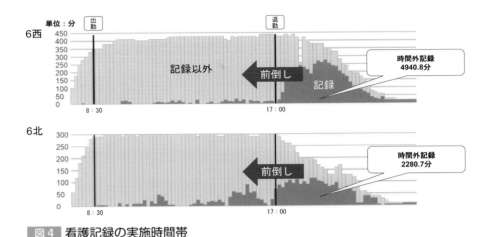

図4 看護記録の実施時間帯

音声入力による看護記録と業務の効率化

　筆者は、2000年頃にも音声入力のトライアルを行った経験があ
りました。しかし当時は文字変換性能が不十分で、音声入力後の手
作業による修正が多く、採用に至りませんでした。

　今回トライアルしたのは、アドバンスト・メディア社のアミボイ
スというシステムです。スマートフォンにアプリをインストールし、
スマートフォンに向かって発語することで、テキスト化した文字を
Bluetoothでカルテに落とし込むことができます。スマートフォン
自体の音声認識と文字変換の性能が向上しているうえ、医学辞書を
携えたアミボイスの使いやすさは、過去のトライアルとは雲泥の差
でした。また、当院では電子カルテの外部接続は許可されていませ
んが、Bluetoothでのテキストの落とし込みは許可されました。ス
マートフォンは、国内の使用者数が多くスタッフへの説明が不要で
あり、機種変更後も使用方法が変わらないことから、高額にはなる
ものの、国内使用率の高い会社のデバイスの購入としました。

　このような経過を経て、可動式パソコンと音声入力を活用すれば

業務中の看護記録が可能な体制は整いました。しかし、当初スタッフは全く使用してくれませんでした。そこで、副師長がモデルとなり、可動式パソコンや音声入力を率先して使用し、これらを使用するメリットを切々と語り、声をかけて使用を促しました。

　そして数カ月が経ち、可動式パソコンと音声入力の使用が定着した後、再度業務量調査を実施しました（**図5**）。その結果、以前はすべての記録が17時以降に実施されていた状況が、音声入力の定着後は実施時間にばらつきが見られ、午前中および午後の2つの山へと明らかな変化を認めました。平均超過勤務時間は14時間（7時間減少）、30時間以上の超過勤務者は10%へ減少しました。

業務効率化がもたらした変化

　さまざまな業務改善を同時に実施したことから、音声入力だけの成果とは言い難いのですが、この結果は看護ケアの実践にも成果をもたらしました。音声入力導入の前後を比較すると、患者への直接ケアの時間が増加し、間接ケアは減少しました（**図6**）。

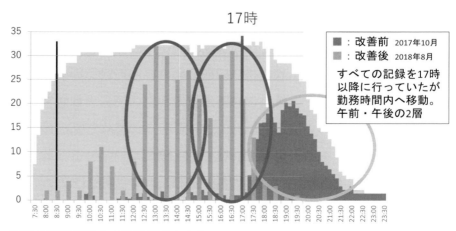

図5 看護記録の実施時間帯の変化

　また、職務満足度も変化しました。音声入力導入後は「患者ケア時間の充足」「自分の意見を生かした患者ケア」「患者やその家族との関係」など患者ケアに関わる項目が大幅に上昇し、「やりがい」「職場の人間関係」「仕事量の適切さ」など職場に関する項目も上昇しました（**図7**）（次ページ）。この音声入力による記録時間の削減は、日本看護協会が主催する、看護業務の効率化先進事例アワード2019奨励賞を受賞しました。

　音声入力を活用した看護記録に関して、興味関心を寄せていただく人も多くいらっしゃいます。しかし、現実的には導入の課題が多いのも事実です。1つ目は音声入力への心理的ハードルとして、羞恥心や不慣れということがあります。今回、スタッフがなかなか使用してくれなかった理由がこれにあたります。対策として、スタッフ自身が「効果的！」と実感する業務を見つけ出し、率先していく必要があると考えます。2つ目はカルテ画面との連動です。入力したテキストをBluetoothで電子カルテに送信する作業は工程が増えてしまうため、可動式カルテに直接入力できるとより効率的かも

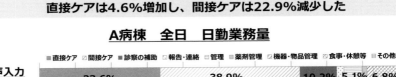

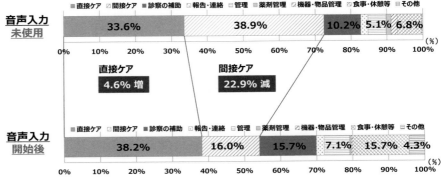

図6 音声入力導入前後のケア実践の変化

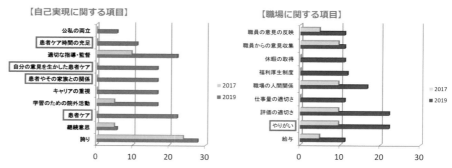

【自己実現に関する項目】

公私の両立
患者ケア時間の充足
適切な指導・監督
自分の意見を生かした患者ケア
患者やその家族との関係
キャリアの重視
学習のための院外活動
患者ケア
継続意思
誇り

■ 2017
■ 2019

0　10　20　30

【職場に関する項目】

職員の意見の反映
職員からの意見収集
休暇の取得
福利厚生制度
職場の人間関係
仕事量の適切さ
評価の適切さ
やりがい
給与

■ 2017
■ 2019

0　10　20　30

図7 音声入力導入前後の職務満足度の変化

しれません。しかし、スマートフォンならポケットに入れておくことができるので、いつでもどこでも記録ができるというメリットとの併用が効果的ともいえます。3つ目は医療辞書のサーバー連携です。多くの医学用語を兼ね備えているため、病棟での使用には大きな問題はありませんが、地域連携で使用する言葉は「医学用語」ではないものも多く、辞書が対応しておらず誤変換が多かったため、地域連携室では困難だったようです。このため、使用する部署を選択する必要がありそうです。

　DXの実施には、事前の設備投資や各自の業務工程の変更などさまざまな課題が伴います。しかし、私たちにその機会を与えてくださった法人上層部の意思決定と、戸惑いながらも一緒に取り組んでくれたスタッフの存在により、効率化だけでなく真のDXに触れることができたと実感しています。

スタッフにも癒しを与えるIoT

　もうひとつ、IoTに関係することをご紹介します。

　当院では、大学病院としては初の動物介在療法を導入しています。「勤務犬」[6] が希望する患者さんのベッドサイドで癒しを与え

てくれていると同時に、スタッフからも好評です。

　この勤務犬の他にも癒しの存在として、家族型ロボット「LOVOT」のみらいちゃん[7]がいます。コロナ禍で対応に追われる医療従事者に、こころのケアを目的にGROOVE X社が無償提供してくださったこともあります。大学院医療情報処理技術応用研究分野にて病棟やリハビリテーションセンターで実証実験を行っています。LOVOTの特徴は、ほどよい重さと体の温かさがあることで、抱き上げると子どもを抱っこしているような感じがします。廊下を自走し、足元に寄っていき、時々「くー」と小さな声で鳴くので、顔を寄せて話しかける人がほとんどで、スタッフや患者さんに癒しを与えてくれる存在です。

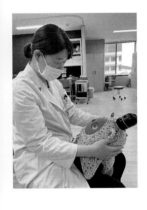

引用・参考文献
1) 医道審議会. 看護師等（看護職員）の確保を巡る状況. 第2回看護師等確保基本指針検討部会参考資料2. 厚生労働省. 2023.
https://www.mhlw.go.jp/content/10800000/001118192.pdf（2024.1.11閲覧）
2) 2040年を展望した社会保障・働き方改革本部. 2040年を展望した社会保障・働き方改革本部のとりまとめについて. 第2回資料. 厚生労働省. 2019.
https://www.mhlw.go.jp/content/12601000/000513520.pdf（2024.1.11閲覧）
3) パーソル総合研究所. 労働市場の未来推計2030. 2018.
https://rc.persol-group.co.jp/thinktank/spe/roudou2030/（2024.1.11閲覧）
4) 内閣官房医療DX推進本部. 第3回医療DX推進本部幹事会議事資料4. 2023.
https://www.cas.go.jp/jp/seisaku/iryou_dx_suishin/pdf/dai3_kanjikai.pdf（2024.1.11閲覧）
5) 中央社会保険医療協議会. 医療従事者の負担軽減、働き方改革の推進に係る評価等に関する実施状況調査報告書（案）＜概要＞. 第57回診療報酬改定結果検証部会検-4-1. 厚生労働省, 2019.
https://www.mhlw.go.jp/content/12404000/000493985.pdf（2024.1.11閲覧）
6) 聖マリアンナ医科大学病院. 動物介在療法.
https://www.marianna-u.ac.jp/houjin/lifelog/20190201_04.html（2024.1.11閲覧）
7) GROOVE X. LOVOT NEWS.
https://lovot.life/blog/article/officelovot_co_marianna-u/（2024.1.11閲覧）

勤務表作成支援ソフト導入による作業負担軽減

社会福祉法人恩賜財団 大阪府済生会吹田医療福祉センター 大阪府済生会吹田病院 看護部長
佐藤 美幸
社会福祉法人恩賜財団 大阪府済生会吹田医療福祉センター 大阪府済生会吹田病院 看護師長
内城 順子

Summary

看護師長の業務の中でも優先度が高く、また負担が大きいのが勤務表の作成です。勤務表作成支援ソフトの導入によって、看護の質や看護師の生活の質を維持しつつ、師長の負担を軽減した取り組みを振り返ります。

 ## 勤務表作成にかかる労力 （佐藤美幸）

　勤務表の作成は師長の業務の中でも優先度の高い業務です。看護師は24時間365日、勤務表に基づきケアを提供します。勤務表は縦軸が看護の質、横軸が看護師個人の生活の質を表しています。「人数の確保」だけでなく「休日・夜勤回数」「夜勤と夜勤の間隔」「看護師としての経験年数」「委員会・学生指導」「個人の希望」など、勤務表を作成するうえで配慮すべき項目は多岐にわたります。

　さらに公平性を担保しつつ、ときには看護師同士の組み合わせも考える必要があり、最近は夜勤をしない看護師など働き方に制限のある看護師も増え、勤務表作成には多大な労力を要します。そして苦労して作成しても、すべてのスタッフが満足する勤務表にすることは至難の業であり、作成者の苦労は尽きることがありません。

勤務表には病棟運営のあらゆることが盛り込まれている

　勤務表には、看護師長が持っている管理観や病棟運営の基本的な考え方が反映されています。たとえば「限られた人材の育成と活用」「スタッフが働きやすいと感じる環境づくり」などです。

　また、スタッフたちのワーク・ライフ・バランスにも配慮されています。仕事が充実していると感じられる勤務表は、スタッフのモチベーション維持にも大きく影響するためです。さらに、スタッフの育成や適材適所の活用も念頭に置かなければなりません。

　また、医療監視に耐えうる勤務表にすることも必要です。日本看護協会から出された「看護職の夜勤・交代制勤務に関するガイドライン」の【勤務編成の基準】（表1）[1]「勤務間隔」「夜勤回数」「夜勤の連続回数」「連続勤務日数」「夜勤後の休息」「週末の連続休日」「交代の方向」の7項目は勤務表作成時に注意が必要です。労務管理の観点からも勤務表がいかに重要であるかがわかります。

表1　勤務編成の基準

基準1：勤務間隔	勤務と勤務の間隔は11時間以上あける。
基準2：勤務の拘束時間	勤務の拘束時間は13時間以内とする。
基準3：夜勤回数	夜勤回数は、3交代制勤務は月8回以内を基本とし、それ以外の交代制勤務は労働時間などに応じた回数とする。
基準4：夜勤の連続回数	夜勤の連続回数は、2連続（2回）までとする。
基準5：連続勤務日数	連続勤務日数は5日以内とする。
基準6：休憩時間	休憩時間は、夜勤の途中で1時間以上、日勤時は労働時間の長さと労働負荷に応じた時間数を確保する。
基準7：夜勤時の仮眠	夜勤の途中で連続した仮眠時間を設定する。
基準8：夜勤後の休息（休日を含む）	夜勤後の休息について、2回連続夜勤後にはおおむね48時間以上を確保する。1回の夜勤後についてもおおむね24時間以上を確保することが望ましい。
基準9：週末の連続休日	少なくとも1カ月に1回は土曜・日曜ともに前後に夜勤のない休日をつくる。
基準10：交代の方向	交代の方向は正循環の交代周期とする。
基準11：早出の始業時刻	夜勤・交代制勤務者の早出の始業時刻は7時より前を避ける。

文献1）より引用

勤務表作成支援ソフト導入の目的と実際

　当院では、①勤務表作成にかかる師長の負担軽減 ②勤務表の標準化 ③スタッフのモチベーション維持のため、スタッフのニーズに応える勤務表の作成、これら3つを目的に2015年から勤務表作成支援ソフト（以下、作成支援ソフト）を導入しています。

　それまでも電子カルテの中に勤務表自動作成の機能はありましたが、看護師の経験年数に紐づけられており、結局手作業で勤務表を作成していました。作成支援ソフトを導入したことで、経験年数だけでは判断ができない看護師の力量に応じた設定が可能になりました。たとえば、同じ3年目でも2年目寄りの3年目と、4年目寄りの3年目などを設定できるため、夜勤の組み合わせが考えやすくなりました。

　作成支援ソフトの基本設定には、毎月チェックする項目として、公休数や夜勤回数などの絶対条件、スタッフが所属するグループ分け、各個人のランクがあります。各個人のランクは、たとえば「完全に任せられる」「リーダー格・普通にできる」「臨床経験3～5年目」「1～2年目」というように区分します。個人のランクは師長と主任が検討して決定し、スタッフ個人には見えないようにしています。さらに勤務希望と休み希望を入力し、これらの条件設定後はエラーが0に近づくように勤務を組んでいきます。条件設定は、いつでも変更が可能です。

　労務管理だけでなく、研修や委員会なども考慮する必要があるため、月ごとに組み方が異なり柔軟性が求められます。その点においても、今回導入した作成支援ソフトは細かな個人条件の設定ができるため、従来の自動作成機能とは違う可能性を感じました。

作成支援ソフト導入時の課題

　しかしながら、作成支援ソフトを導入して、すぐに軌道に乗ったわけではありません。導入当初は上手に使いこなすことができず、各師長たちは従来通りの方法で勤務表を作成していました。その理由として考えられることは、作成支援ソフトに期待しすぎていたことです。自分では難しくても作成支援ソフトなら可能だという大きな期待があったものの、実際には最初の設定に時間がかかり、いくら設定を変えてもエラーが減らず、結果手作業のほうが早いこともありました。

　そこで、あらためて師長たちに使用方法の説明を行い、操作に慣れるためにもとにかく使ってみることを伝えました。その後、師長たちは得意・不得意はありますが、時間の経過とともに作成支援ソフトを使って勤務表を作成するようになりました。

　師長を対象にしたアンケート調査の結果を見ると、手書きで勤務表を作成していた頃は、毎月の勤務表作成に追われ、勤務表作成を「とても負担」と答える師長が大半でした。しかし導入3年後には「やや負担」、5年後は「あまり負担ではない」と、勤務表作成にかかる負担が軽減しています（**図1**）（次ページ）。

作成支援ソフト導入のメリット・デメリット

　同じアンケートで、作成支援ソフト導入のメリット・デメリットを聞いたところ、次のような回答がありました。

◆作成支援ソフト導入のメリット
　・土台ができあがっているので、有り難い。

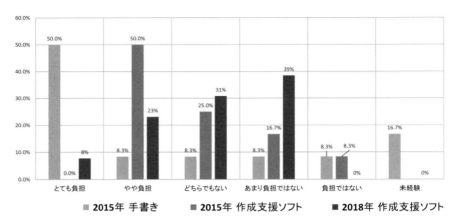

図1 勤務表作成にかかる負担（2015年・2018年アンケートより）

・ベースを組んでくれるので、楽になった。スタッフに求められる能力が多く、複雑化しているため微調整が多いが、完全にソフトで作成するのは無理だと思うので仕方ないと思う。
・前もって空回し（希望なし）ができ、だいたいイメージがつく。公平性が保てる。何より早くできあがり、勤務表作りのストレスが軽減した。
・新しい部署に行き、スタッフのレベルがわからないときも、作成しやすかった。
・時間が節約できた。部署異動後の申し送りが省ける。

◆作成支援ソフト導入のデメリット
・スタッフの人数（スタッフの希望・調整勤務）により、作成にかかる時間が異なる。
・決まりごとなどが多く、なかなか組むことができず、修正が必ず必要。
・結局、手書き時間が多い。細かい記号が増えたことで時間がかかる。

　デメリットとしてあがっている内容は、作成支援ソフト自体の問題というよりも、師長が十分に作成支援ソフトを使いこなせていないことに起因していると考えます。作成支援ソフトを効果的に使っていくためには、苦手意識をなくすことと、「エラーがなくならない」「手書きのほうがまし」と考えるのではなく、「条件を見直してみよう」「次はこうしてみよう」と柔軟に考えることが有効です。

　勤務表作成にかかる負担を当たり前ととらえるのではなく、支援ソフトの導入によって負担を軽減することができます。

　部署の要である師長の負担を軽減することは、時間の効率活用につながり、より良いマネジメントを可能にします。そのことによって部署・看護部が活性化され、結果、看護の質向上、ひいては病院の質向上にもつながると考えます。

作成支援ソフトを使った勤務表作成 （内城順子）

　作成支援ソフトが導入された頃、筆者はまだ主任でした。手作業での勤務表作成の経験といえば、当時の師長が作成した勤務表を日々の業務分担表に起こし、組み合わせのバランスを見るといったお手伝い程度の関わりでした。労務管理についても、言葉としては知っているものの「理解している」といえるほどの知識はなく、日々の業務体制や組み合わせのバランスを見ることがやっとの状態でした。

　作成支援ソフトの導入後は、「操作が難しい……」「作成準備の時間に手作業でつくったほうが楽だ」という上司の声を聞くこともありました。私は「なぜそんな面倒くさいソフトを導入したのか。もっとほかによいものや方法がなかったのだろうか」と思ったこともありました。

作成支援ソフト導入 1 年後の状況

その後、作成支援ソフト導入から 1 年ほど経った頃、私自身も師長となり一般病棟を管理することとなりました。当時を振り返って思うのは「役に立たない、面倒くさい」と思っていた作成支援ソフトがなかったら、きっと途方に暮れていただろうということです。

なぜならば、実働 7 割・管理 3 割の主任から管理 10 割になるという意識転換が難しく、慣れない部署の管理者として「はじめまして」がほとんどのスタッフと関わることになり、日々のことで手一杯になっていたからです。そんな中で、さあ勤務表を作成しましょうとなったとき、もし手作業だったとしたら、リーダーナースは誰？　一年目の教育の進捗状況は？　組み合わせのバランスは？等々を考え、かつ労務管理や個々の希望、委員会の予定などを考慮する必要があり、多くの時間を費やさなければならなかったと思います。

しかし、作成支援ソフトの中には、前任の師長が設定してくれていた「スタッフ個々の条件」「労務管理上必要な 7 項目（勤務間隔、夜勤回数、夜勤の連続回数、連続勤務日数、夜勤後の休息、週末の連続休日、交代の方向）の条件」や、各勤務帯に必要な「スタッフ人数」「スタッフレベル」がすでにあり、そのおかげですぐに勤務表の作成に着手することができました。

作成支援ソフト導入時の師長たちから聞いた声には「面倒くさいソフト」といったマイナスの意見が多く、私自身も作成支援ソフトに対しては大きな期待も関心もありませんでしたが、いざ自身が勤務表を作成することになったときは「なんて素敵なソフトなんだろう」と感動したことを覚えています。

勤務表作成ソフトに対する評価の違い

　ではなぜ、互いの感想がここまで違ったのでしょうか。相違点は、手作業での勤務表作成に慣れている人（導入時の師長）とそうでない人（筆者）の違いではないかと思いました。

　導入時の師長たちは作成支援ソフトを導入すれば、「苦もなく簡単に勤務表ができあがる」といった大きな期待を持っていたと思います。ところが導入してみると、細かいことまで条件を設定する必要があり、苦労して条件を入れても夢のような勤務表はできあがらず、期待が大きかっただけに落胆も大きく、「手作業のほうが慣れているし楽だった」といった感想になったのではないかと推察します。

　一方、手作業での勤務表の作成経験が乏しく、また作成支援ソフト導入時の「落胆した師長」の背中を見ていた私にとっては、そもそも作成支援ソフトへの期待はないも同然でした。しかし、新任管理者として就任後すぐの頃から、スタッフの名前と顔が一致しない状態でも前任者が入力してくれていた設定のおかげで勤務表作成にとりかかることができました。期待値が低かったぶん、感動も大きかったと思われます。

作成支援ソフトの条件設定

　作成支援ソフトを使うときに重要なのが最初の条件設定です。条件設定のときに気をつけることは「無茶な条件を入れない」ことです。想定以上の勤務配置を設定したところで、部署のスタッフ人数が増えるわけでも、個々の能力が急に上がるわけでもありません。それよりも業務を回すための最低人数を想定して条件を考えていくことが大切です。それを忘れて無茶な条件を設定してしまうと、ど

れだけ作成支援ソフトを稼働させても勤務表は完成しません。

とはいえ、せっかく作成支援ソフトを使っているのですから、「このような条件下での勤務表もできるかもしれない」という理想を入れたくなることもあります。その点、当院の作成支援ソフトには便利な機能がついており、そういった条件に優劣をつけることができます。たとえば「絶対条件」「できたら良い条件」「夢のような条件」といった３パターンにわけて入力できます。実際には最低でも「絶対条件」がクリアされる勤務表作成の完成を目指しますが、「できたら良い条件」「夢のような条件」がいくつ叶っているのかが可視化できるため、条件によっては「絶対条件」へ繰り上げることも可能になります。

初期設定と条件入力、勤務記号の理解

まず初期設定を行います。各個人の経験年数や能力に合わせてのランク分け、固定チームなどのチーム、管理者かどうかなどを入力したうえで、各勤務の人数や経験年数ごとの配置人数、週40時間以内の勤務パターン、勤務組み合わせのパターン、休日出勤などの勤務の平均化を考慮しながら条件を組み立てていきます。

このとき気をつけなければならないのは、作成支援ソフト自体には「知識がない」ことです。どのような些細な条件であっても入力しなければ、条件に合った勤務表は作成できません。たとえば「夜」の翌日は必ず「明」でなければなりません。また、「明」の翌日は「休み」でなければなりません。それらも条件として入力する必要があります（**図2・3**）。

近年、ワーク・ライフ・バランスの取り組みが進んでいますが、当院でも変則２交代が導入され、勤務形態が多様化しました。同じ

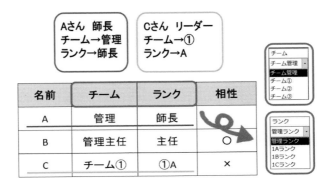

図2 スタッフの条件設定

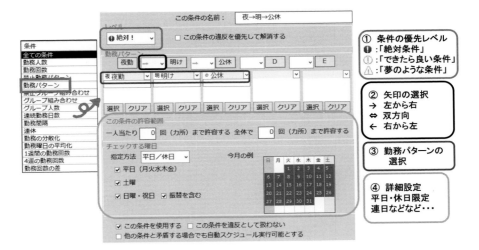

図3 勤務条件の設定

日勤でも、夜勤を行うスタッフと日勤専従スタッフとでは労働時間に差があります。作成支援ソフトにも、それら一つひとつの時間入力を行わずに済むように、勤務記号の種類を増やしました。これは「様式9」の自動計算にも対応しています。多様な勤務記号それぞれが持つ意味や入力の決まりごとを理解することが、条件の入力と同様、重要になります（**図4**）（次ページ）。

　このような初期設定や条件入力、勤務記号を理解するまでは「手作業のほうが楽だった」と思ってしまう場面も多々あったことは事

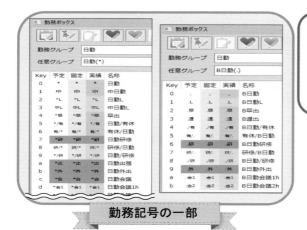

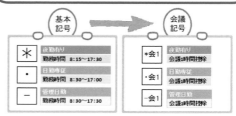

「基本記号」に「1時間の会議」や「2時間の会議」「午前有休」「午後有休」などの記号を付加して作成されたもの。同じ日勤の会議記号であっても最低でも3パターンあり。また、嘱託などは契約時間に応じて記号が分かれている。

図4 「日勤」勤務記号 一部抜粋

実です。しかし、そういった苦難も数カ月が経過するとともに変化し、作成条件が整ってシステムに慣れてくると、ボタン一つで作成開始できるようになりました。

実際に、手作業で1カ所を変更するとしても、自身の頭で考えられる勤務パターンはせいぜい数パターンが限界です。また時間をかけて修正したとしても、よく見ればほかのスタッフとの整合性が図れていないなど、何かしらのエラーが生じることもあります。しかし作成支援ソフトであれば、条件を入れるだけで自動的にほかの条件との整合性を考え、何万通りも試し、組みかえて、最適な勤務表を作成してくれるのです。

このように、導入時は覚えることも学ぶことも多く、大変なことも多かったのですが、現在では当院の管理者たちにとって、作成支援ソフトはなくてはならないものとなっています。

引用・参考文献
1) 日本看護協会. 看護職の夜勤・交代制勤務に関するガイドライン. 2013. 34. https://www.nurse.or.jp/nursing/shuroanzen/yakinkotai/guideline/index. html（2024.1.11閲覧）

索　引

●読者のみなさまへ●
このたびは、本増刊をご購読いただき、誠にありがとうございました。ナーシングビジネス編集室では、今後も皆さまのお役に立つ増刊の刊行を目指してまいります。つきましては、本書に関するご感想・ご提案などがございましたら当編集室（nbusiness@medica.co.jp）までお寄せくださいますよう、お願い申し上げます。

Nursing BUSiNESS　ホームケア時代を拓く看護マネジメント力UPマガジン　2024年春季増刊（通巻249号）

働き方が変わる！ 組織が変わる！
看護現場の業務改善お役立ちマニュアル

2024 年 3 月 5 日発行

定価（本体 2,800 円+税）

ISBN978-4-8404-8390-2
乱丁・落丁がありましたらお取り替えいたします。
無断転載を禁ず。

Printed and bound in Japan

編著　　　熊谷 雅美
発行人　　長谷川 翔
編集担当　稲垣賀恵／野坂直子
編集協力　株式会社とみにん／松本守永（ウィルベリーズ）
DTP　　　日経印刷株式会社
本文・表紙デザイン　株式会社アクティナワークス

発行所　　株式会社メディカ出版
　　　　　〒 532-8588 大阪市淀川区宮原 3-4-30
　　　　　ニッセイ新大阪ビル 16F
　　　　　編集　TEL 03-5777-2288
　　　　　お客様センター　TEL 0120-276-115
広告窓口／総広告代理店　株式会社メディカ・アド
　　　　　TEL 03-5776-1853

URL https://www.medica.co.jp/
E-mail nbusiness@medica.co.jp
印刷製本　日経印刷株式会社